ÉTUDE
THÉORIQUE ET PRATIQUE
DE
L'ALBUMINURIE
ET
DE QUELQUES NÉPHRITES

PAR

Albert DEROYE,

DOCTEUR EN MÉDECINE DE LA FACULTÉ DE PARIS,
Ancien interne provisoire des hôpitaux de Paris,
Lauréat de la Faculté de médecine de Paris (Prix Corvisart, 1870),
Médaille de bronze de l'Assistance publique.

PARIS
ADRIEN DELAHAYE, LIBRAIRE-ÉDITEUR
Place de l'Ecole-de-Médecine.

1874

ÉTUDE

THÉORIQUE ET PRATIQUE

DE

L'ALBUMINURIE

ET

DE QUELQUES NÉPHRITES

PAR

Albert DEROYE,

DOCTEUR EN MÉDECINE DE LA FACULTÉ DE PARIS,
Ancien interne provisoire des hôpitaux de Paris,
Lauréat de la Faculté de médecine de Paris (Prix Corvisart, 1870),
Médaille de bronze de l'Assistance publique.

PARIS
ADRIEN DELAHAYE, LIBRAIRE-ÉDITEUR
Place de l'Ecole-de-Médecine.

1874

DES CONDITIONS

DU

DÉVELOPPEMENT DE L'ALBUMINURIE

ET DE QUELQUES NÉPHRITES

PROLÉGOMÈNES

Les *conditions du développement de l'albuminurie* sont : les unes *étiologiques*, soit qu'elles résident dans l'economie même ou qu'elles viennent du dehors, les autres *pathogéniques* ou *organiques*. En d'autres termes : les unes sont *médiates*, *éloignées* par rapport à la genèse même du phénomène morbide : ce sont les maladies si nombreuses pendant l'évolution desquelles on rencontre ou l'on peut rencontrer l'*albuminurie*. Les autres sont *immédiates*, *prochaines* : ce sont les modifications intimes que subit l'organisme avant la production de l'albuminurie et dont ce phénomène est le résultat ultime, l'expression dernière. En un mot, faire l'histoire des conditions du développement de l'albuminurie, c'est en étudier :

1° Les causes prédisposantes et autres ou l'*étiologie* proprement dite ;

2° Les causes anatomiques et physiologiques ou la *pathogénie*.

L'étiologie, en effet, se borne à signaler simplement, grossièrement, si j'ose ainsi dire, les causes lointaines des maladies, à en enregistrer la fréquence relative, etc., mais le mécanisme, le *modus faciendi*, le *quomodo* de ces causes, c'est là le but et l'objet de la *pathogénie*. L'étiologie constate, la pathogénie va plus loin : elle explique et, autant que possible, montre le lien visible, tangible entre la *cause* et l'*effet*. Toutes les deux se tiennent et se continuent ; et, de même que l'*anatomie pathologique* faite à l'aide du microscope n'est, comme on l'a dit, qu'un examen à l'œil nu prolongé, de même la *pathogénie n'est que le complément de l'étiologie*.

CHAPITRE PREMIER

PLAN GÉNÉRAL

La question étant ainsi comprise et définie, j'arrive à l'exposé de la marche que j'ai adoptée dans cette étude. — Je dirai de suite que, pour la plupart des auteurs modernes, l'albuminurie n'est qu'un symptôme, un trouble de la sécrétion urinaire caractérisé par la présence d'albumine dans l'urine. Procédant donc du connu à l'inconnu, suivant la méthode naturelle, j'ai été tout d'abord conduit à l'étude du fonctionnement normal de la glande; mais, comme pour pouvoir étudier la physiologie d'une glande, il faut déjà en connaître les éléments constituants, j'ai dû consacrer à cette intention un chapitre préliminaire que j'ai rédigé d'après les données les plus récentes de la science, et les idées si originales et si nouvelles de Küss sur la fonction du rein.

— Ces prémisses étant posées, j'aurai à parler de la déviation de la physiologie qui, ici ou jamais, semble bien constituer la pathologie. A ce propos je devrai signaler les résultats de la méthode expérimentale au point de vue qui nous occupe et exposer la doctrine mécanique du mode de production de l'albuminurie. — J'arriverai enfin aux deux grandes theories pathogéniques de l'albuminurie, qui se partagent le monde médical.

J'ai nommé : 1° la doctrine qui veut qu'il y ait toujours ou presque toujours altération primitive du sang.

2° Celle qui soutient, au contraire, que non-seulement il y a toujours altération du rein quand il y a albuminurie, mais que de plus la lésion renale peut retentir sur l'organisme en général et être le point de départ de tous les accidents et non le point d'arrivée. — Certes, entre ces opinions extrêmes on pourrait classer les auteurs suivant leur plus ou moins de sympathie pour l'une ou l'autre de ces théories. — C'est ce que j'essayerai de faire sous forme d'aperçu historique rapide qui me permettra de plus, je l'espère, de préciser l'état de la science sur l'albuminurie et de mettre en relief et les tendances modernes et les *desiderata* qui subsistent encore.

Chemin faisant, à chacune des théories émises je rattacherai, en les discutant, les observations dont je donne le résumé à la fin de ce travail.

J'étudierai ensuite rapidement quelques espèces de néphrites que le hasard clinique m'a permis d'observer et qui me fourniront l'occasion d'exposer brièvement la pathologie générale du rein, telle qu'on doit la comprendre à l'heure actuelle.

CHAPITRE II

EXPOSÉ ANATOMO-PHYSIOLOGIQUE DU REIN

Je ne ferai pas ici, je me hâte de le dire, l'anatomie descriptive du rein au point de vue microscopique : bien au contraire, supposant connue l'histoire analytique de cette glande, je ne l'envisagerai que sous les points de vue directement en rapport avec mon sujet. A peine appellerai-je un moment l'attention sur quelques points de sa structure, particulièrement intéressants par leur nouveauté même et leur importance physiologique. Ainsi donc, je passe sous silence toute l'histoire classique du rein telle qu'elle est acquise à la science de longue date. — Je ne fais aussi que rappeler la présence dans cet organe, d'une certaine quantité de ce tissu conjonctif ou stroma, analogue à celui que l'on retrouve dans tous les parenchymes et qui a pris une si grande importance dans la pathologie moderne, vu les phénomènes morbides dont il peut être primitivement ou secondairement le siége. — J'aurai du reste occasion dans le courant de cette étude de reparler, à un point de vue purement pathologique, de ce tissu qui forme le squelette du rein et qui unit et sépare à la fois les éléments constituants de cette glande. — De l'histoire des tubes urinifères ou canalicules du rein, plusieurs points sont encore à l'étude et la découverte récente et aujourd'hui bien avérée des tubes en anse, dits encore tubes de Henle, faillit un moment remettre en question tout ce qu'on connaissait de la structure et de la physiologie du rein. Toutefois, dans son cours de physiologie, Küss déclare que les travaux de Kolliker, Zawarickin et surtout ceux des Schweiger-Seidel ont démontré que ces tubes, contrairement à ce qu'avait prétendu Henle, ne formaient pas un système à part. Ce sont simplement des anses intermédiaires entre les tubes classiques de Ferrein et de Bellini. Ce ne sont donc pas non plus des vaisseaux sanguins comme ont essayé de le démontrer Chrzonsczvosky et Sucquet. Un autre point sur lequel tous les auteurs sont d'accord, c'est que la partie du tube urinifère, dite tube de Henle, présente des modifications de structure manifestes et qui expliquent bien les différences physiologiques admises entre les diverses parties du canalicule du rein. Ces tubuli sont tapissés dans toute leur étendue par des cellules épitheliales qu'on retrouve aussi à la face interne de la capsule de Muller ainsi que sur la surface du peloton vasculaire qui est renfermé dans cette capsule. C'est là aujourd'hui un point bien établi et dont le mérite revient à Isaacs qui, dans ses recherches, s'est basé surtout sur l'anatomie comparée. Il a pu de la sorte constater que cet épithélium se modifiait dans toute la série animale suivant les caractères mêmes de l'urine. C'est ainsi que chez les ophidiens, dont l'urine est demi solide, il est pourvu de cils vibratiles. — Dans les tubes urinifères l'épithélium est constitué par une seule couche de cellules polygonales dont le caractère essentiel, dit Longet, d'accord en cela avec Kolliker et autres, est de s'altérer avec la plus grande facilité.

— En résumé, deux points nous sont actuellement acquis, à savoir : 1° le rôle, sinon prépondérant, du moins très grand de l'épithélium dans les fonctions normales du rein ; 2° La sensibilité de cet épithélium à l'égard des agents morbides.

Avant de passer à l'étude du rein fonctionnant, vivant en quelque sorte, je dois jeter un coup d'œil sur l'appareil vasculaire grâce auquel les éléments actifs de la glande uropoétique peuvent se mettre en présence du sang, ce facteur d'une utilité médiate ou immédiate pour l'accomplissement des actes physiologiques. — Ce qui frappe tout d'abord, c'est : 1° le volume relativement énorme de l'artère rénale par rapport aux dimensions de la glande qu'elle alimente ; 2° l'abondance extrême et la merveilleuse diffusion de l'élément vasculaire à travers le parenchyme rénal.

Aussi le rein, plus que tout autre viscère, justifie-t-il cette sorte de vue de l'esprit par laquelle Ruychs comparait le corps humain à un immence lacis vasculaire emprisonnant dans ses mailles une infinité d'éléments organiques variés. En effet, pour ce qui ne concerne que les artères, on rencontre dans le rein trois réseaux ou voûtes vasculaires d'où partent des ramifications nombreuses.

De plus, au niveau de ces trois arcades les canaux vasculaires présentent des changements de calibre qui produisent eux-mêmes de grandes modifications et dans la rapidité du courant sanguin, et dans la tension intra-vasculaire, toutes conditions importantes pour le fonctionnement d'une glande.

— J'ajouterai enfin, comme nouvelle preuve de l'activité physiologique du rein, que la couleur du sang qui revient de cet organe par les veines émulgentes est toujours rouge.

En somme et en résumé, les conditions si parfaites qui assurent au sang dans le rein un séjour prolongé (avec des oscillations nombreuses et dans la vitesse de son cours et dans sa tension), le soin minutieux qui semble avoir présidé à la distribution de l'epithélium partout où cet épithélium pouvait entrer en rapport plus direct avec le sang, les modifications successives que subit l'épithelium intra-rénal suivant les changements qu'on observe dans la composition de l'urine à mesure qu'on descend l'échelle des êtres : voilà, dis-je, autant de considérations qui prouvent l'importance du rôle des cellules épithéliales dans la sécrétion urinaire normale et font pressentir la part active qu'elles devront prendre dans la pathologie de la glande uropoétique.

— Cherchons maintenant à mettre à profit les détails qui précèdent et voyons quelle est, dans la sécrétion urinaire, la part exacte qui revient à chaque élément constitutif de la glande. A ce point de vue deux théories seulement étaient en présence jusqu'à ces derniers temps, celle de Bowmann et celle de Ludwig généralement acceptée. Malgré leur désaccord sur certains points ces deux physiologistes admettaient (et tout le monde avec eux) que l'urine n'est pas, à proprement parler une sécrétion, puisque tous ses éléments préexistent tout formés dans le sang, mais que ce n'est pas non plus une excrétion pure et simple.

— En d'autres termes, le rein, disait-on, n'est pas un filtre inerte, puisque normalement il ne laisse pas transsuder l'albumine; il exerce donc une action élective sur le sang qui s'exprime, pour ainsi dire, en le traversant. Telle est la façon dont on explique généralement encore les résultats du conflit qui a lieu entre le sang d'une part et les élements de la glande de l'autre, conflit qui constitue essentiellement le fond de toute sécrétion.

Avec Küss (cours de physiologie professé à la Faculté de Strasbourg, et publié par M. Mathias Duval), toutes choses nouvelles. Il n'y a plus à opter entre la théorie de Bowmann et celle de Ludwig. Il ne s'agit plus en effet de savoir ce qui filtre et où a lieu la filtration. Voici du reste en quels termes, après avoir savamment édifié sa théorie de la sécrétion urinaire, Küss la résume brièvement : la sécrétion de l'urine se compose de deux phases bien distinctes : 1° un phénomène de filtration pure au niveau du glomérule de Malpighi, filtration qui donne passage au sérum du sang, c'est-à-dire à de l'urine plus de l'albumine. Ce phénomène purement mécanique est dû à l'excès normal et permanent de pression sanguine qui existe au niveau du glomérule ; 2° à ce passage en masse du sérum succède un travail vital de la part des éléments globulaires de l'épithélium des tubes urinifères. Ces éléments résorbent l'albumine et cette absorption est aidée par les conditions de faible pression du sang dans les capillaires interstitiels. Cet épithélium des tubes urinifères ne fait donc qu'absorber, il ne sécrète pas.

Tel est le fonctionnement physiologique du rein qui a pour objet primordial la transmission au monde inorganique des principes inorganiques de l'économie. — Tel est encore le mode de production de l'*urine* qui est donc bien, comme on l'a dit, *la lessive de l'économie.*

CHAPITRE III

ALBUMINURIE D'ORIGINE MÉCANIQUE.

Maintenant que nous connaissons l'importance de la pression sanguine dans le mécanisme de l'*urination,* si par la pensée ou expérimentalement nous augmentons encore la tension intravasculaire, qu'arrivera-t-il ? — Dans sa thèse inaugurale, (Montpellier, 1872), M. Gayet qui a publié le premier la théorie de Küss sur la sécrétion urinaire, répond ainsi à cette question : « dans ce cas, dit-il, la filtration en masse du sérum sera plus abondante, puisqu'elle est proportionnelle à la pression ; mais la résorption de l'albumine, qui se fait par les capillaires voisins des canalicules urinifères, demeurant constante, ne sera pas assez rapide pour rendre à l'économie toute l'albumine qui filtre en excès. L'albuminurie sera donc constituée par le rejet de cette albumine qui n'a pu être résorbée. Ici l'action porte sur la première phase de l'urination, c'est-à-dire sur le glomérule. Mais, au contraire, si on lie la veine rénale, la seconde phase de la sécrétion urinaire peut devenir identique à la première, la résorption étant abolie et même remplacée par une exsudation du sérum sanguin. Aussi la compression veineuse déterminera-t-elle une albuminurie plus abondante que l'embolie arterielle. »

C'est par cette compression veineuse exercée par l'utérus gravide qu'on explique généralement l'albuminurie des derniers mois de la grossesse. C'est là, du reste, un fait bien établi, je crois, par l'expérience de M. Brown-Séquard qui a noté qu'en faisant pencher en avant une femme enceinte, on faisait momentanément disparaître chez elle l'albuminurie. Toutefois on peut, ce me semble, adresser à cette théorie le même reproche que celui qu'on fait à l'explication mécanique du souffle utérin ou placentaire : pourquoi les kystes de l'ovaire et les autres tumeurs abdominales ne produisent-ils pas les mêmes effets que l'utérus gravide?

A mon sens, la vérité est que la compression exercée par l'utérus, au lieu d'être le fait habituel, n'agit que dans un nombre très-limité de cas.

C'est donc à tort, suivant nous, que M. Jaccoud (Article Albuminurie, Dict..) et, avant lui, un grand nombre d'auteurs allemands surtout, n'ont admis exclusivement que l'action mécanique pour expliquer l'albuminurie des derniers mois de la grossesse et celle qu'on peut rencontrer dans le cours des affections cardiaques. Dans ces cas il y aurait, d'après ces auteurs, filtration de vive force de l'albumine à travers les parois des capillaires et les membranes rénales jouant le rôle d'endosmomètres. — A ce sujet, M. Lacombe (Thèse Doct. 1874) écrit ce qui suit : « L'utérus en gestation forme une masse volumineuse et pesante, qui gêne la circulation rénale et fait l'office d'une ligature incomplète, placée sur la veine émulgente; il y a donc stase sanguine, qui produit à la longue un catarrhe des tubes urinifères, au même titre que la stase dans les capillaires intestinaux, donne naissance au catarrhe intestinal que l'on peut observer dans le cours de la pyléphlébite ou de la cirrhose hépatique. »

Pour ma part, je crois que l'importance et la fréquence cliniques de cette albuminurie par cause mécanique a été, quoique en aient dit certains auteurs, très-souvent exagérée. En effet, la plus grande partie des expériences physiologiques et des faits pathologiques invoqués pour établir la réalité et la genèse de de l'albuminurie mécanique, ne doit pas être citée à l'appui de cette théorie. — Ainsi, pour ce qui regarde les preuves expérimentales, les injections aqueuses de Mosler, répétées par Kierulf et Goll, determinent bien une albuminurie passagère; mais, comme le fait remarquer M. Gubler (Article Albuminurie, Dict. encyclopédique), on peut très-bien dans ces cas rapporter l'albuminurie aux ruptures vasculaires (qui ont alors toujours lieu), et aux profondes modifications que le liquide sanguin a éprouvées par le fait même de cette hydrémie artificielle. — Quant aux oblitérations artérielles au moyen de ligatures (Hermann) ou d'embolies artificielles (Panum), elles n'offrent pas plus de garantie. La congestion active et même l'inflammation qu'un tel désordre peut amener, permettent alors d'expliquer l'albuminurie par un autre mécanisme. — « La seule preuve expérimentale qui soit à l'abri de toute objection est fournie par la ligature de la veine émulgente due à G. Robinson. » (Gubler — *loc. cit.*)

Du côté des faits pathologiques, l'incertitude règne encore davantage. — Ainsi, dans les faits que M. Jaccoud emprunte à Stokes, Peacok, Delaruelle, Bamberger, etc., il y avait bien albuminurie avec oblitération, tantôt par embolies, tantôt par thromboses à la suite de phlébites; mais dans ces cas on observait en même temps une cachexie, soit puerpérale, soit cancéreuse etc..... pouvant à elle seule déterminer une albuminurie, sans que pour cela les conditions mécaniques de la circulation rénale fussent modifiées.

En résumé, mon sentiment est que le plus souvent l'albuminurie dans son processus morbide ne reconnaît pas une cause unique, mais bien plusieurs causes et que, en général, rien n'est plus difficile que de dégager exactement et sûrement la cause dominante dans l'étiologie de certaines albuminuries. — Au lieu donc d'expliquer l'albuminurie des derniers mois de la grossesse par un fait d'hydraulique simplement, pourquoi ne pas admettre en même temps la possibilité de l'intervention d'autres causes? — Ainsi, puisque M. Jaccoud lui-même explique l'albuminurie des premiers mois de la grossesse par un trouble de la nutrition avec les conséquences qui en résultent, cette influence doit, *à fortiori*, il me semble, être prise autant en considération à la fin de la gestation qu'au commencement. — Du reste, si Frerichs et autres admettent la cause mécanique comme raison première, ils reconnaissent, en tout cas, la nécessité et l'importance, comme intermédiaire, de la lésion rénale si souvent constatée et pouvant, après l'accouchement, continuer l'albuminurie pour son propre compte. C'est là toutefois une exception ; car le plus souvent l'albuminurie de la grossesse est transitoire, comme l'état (physiologique en principe, sinon toujours en fait) qu'elle accompagne.

Les observations I et II dont le résumé figure à la fin de ma thèse sont bien en rapport avec les idées que je viens d'émettre. — Ainsi, dans l'observation I, malgré la scarlatine surajoutée à l'état puerpéral, je n'hésite pas à rattacher l'albuminurie à la grossesse antérieure. En effet, l'examen microscopique du rein fait par M. Cornil, établit l'existence des lésions propres aux albuminuries de la perpuéralité, savoir : la multiplication des noyaux, l'état granuleux des cellules épithéliales, etc... (Voir la relation de l'autopsie de l'obs. I.) — Il faut de plus ajouter que la congestion à laquelle on attribue en général l'albuminurie de la première période de la scarlatine, était ici peu marquée. — A peine existait-il dans le rein gauche quelques points d'hypérémie. Maintenant, est-ce à dire pour cela que la scarlatine avait complétement respecté le rein et n'avait pas agi à titre de cause adjuvante? C'est ce qu'il est, je crois, difficile de résoudre. — Effectivement, dans sa thèse d'agrégation (1857), M. Montanier rapporte qu'il a eu occasion d'observer dans le service de M. Andral, une jeune fille atteinte de maladie de Bright et qui, pendant son séjour à l'hôpital, fut prise de scarlatine : or, son état ne parut en rien influencé par cette circonstance qu'*à priori* on eût été tenté de redouter pour elle.

Quant à l'urémie (ou toxurie de M. Noël Gueneau de Mussy) relatée dans l'obs. II, il est maintenant admis généralement, je crois, qu'elle est la conséquence fatale d'un empêchement quelconque à l'excrétion de certains principes de l'économie ou plus directement de l'urine. L'urémie peut survenir non-seulement dans l'albuminurie scarlatineuse, dans l'albuminurie de la grossesse (Challand, thèse de Strasbourg, 1865), dans l'albuminurie de la fièvre typhoïde suivant l'opinion soutenue par M. Peter (Clinique de Trousseau), etc., mais encore dans la maladie de Bright et surtout dans cette forme de néphrite latente avec atrophie rénale, qu'on rencontre chez les goutteux et sur laquelle j'aurai à revenir.

Pour ce qui est de la cause intime des accidents dits urémiques, qu'il me suffise de dire qu'après les avoir attribués à l'accumulation de l'urée dans le sang (Rayer, Tessier), à la transformation de l'urée en carbonate d'ammoniaque (Frerichs), à l'œdème du cerveau, etc..... (Traube) ; on tend de plus en plus, je pense, à les expliquer par une surabondance de ces matières dites extractives (Fournier, Challand) si peu connues encore et dont pourtant on entrevoit l'importance chaque jour croissante.

C'est par un mécanisme analogue que je serais porté à expliquer les accidents cérébraux, que M. Catelan (Thèse du doctorat — 1872.) a deux fois eu l'occasion d'observer dans le cours de l'albuminurie et qu'il a relatés dans sa thèse. Chez les deux malades en question la disparition ou la diminution de l'albumine dans les urines coïncida à plusieurs reprises avec des attaques épileptiformes. — « Dans ces cas, dit M. Catelan, l'élimination des matières protéiques par le rein éprouva un temps d'arrêt subit et plus ou moins long et alors survinrent des troubles divers, qui parurent être en dernière analyse le résultat d'une élimination que l'organisme s'efforçait de faire par une autre voie. »

Au lieu d'invoquer un effort de la nature à titre de cause, je préfère rapporter ces accidents à des raisons analogues à celles qui produisent les accidents urémiques. M. Catelan, il est vrai, note, mais une fois seulement, que les urines n'avaient pas diminué de quantité. Je regrette que ce point important n'ait pas été étudié avec précision dans les deux observations de M. Catelan.

CHAPITRE IV.

ALBUMINURIE PAR ALTÉRATION DU SANG.

Après les causes mécaniques pouvant déterminer l'albuminurie, j'ai à étudier un ordre de causes plus important à mes yeux et que M. le professeur Gubler a magistralement exposé dans l'article Albuminurie du Dictionnaire Encyclopédique. « L'albuminu-

rie, dit cet auteur, reconnaît pour cause déterminante, habituelle, l'excès de l'albumine du sang relativement aux globules et relativement aux dépenses de l'économie en matières protéiques. »
M. Gubler appuie sa doctrine sur des faits empruntés à la physiologie expérimentale, à l'observation de l'homme sain et à l'étude de l'homme malade. C'est ainsi qu'il commence par faire concevoir comment un principe organique utile à l'économie, à des doses limitées, peut, par le seul fait de son accumulation dans l'organisme, devenir la source d'accidents variés.

Pour établir ce fait, M. Gubler relate le résultat des injections albumineuses faites par MM. Claude Bernard, Pavy, Schiff, etc... Il rappelle aussi l'influence de l'alimentation exclusivement albumineuse sur la production de l'albuminurie. Il n'est pas jusqu'aux albuminuriques qui ne fournissent des preuves de l'influence de la superalbuminose sanguine dans la pathogénie de l'albuminurie.

Après avoir étudié l'influence des substances protéiques venues du dehors, M. Gubler examine celles des produits albumino-fibrineux provenant de la denutrition périphérique ou digestion interstitielle des tissus et il arrive aux mêmes conclusions.

M. Gubler montre ensuite comment s'entretient l'albuminurie une fois déclarée. L'albumine devant pourvoir, par des transformations que je n'ai pas à étudier, à la formation des globules sanguins, à la nutrition des tissus, etc..., on conçoit que si ce mouvement nutritif, qui absorbe une partie de l'albumine, vient à se ralentir ou à s'arrêter, il y ait par ce fait même une proportion considérable de l'albumine sans emploi.

D'autre part, l'albumine subit dans le poumon une série de transformations par voie d'oxydation et sert de même à fabriquer la matière glycogène du foie. Or, que ces deux organes soient lésés ou fonctionnent mal : et aussitôt l'albumine inattaquée surchargera le fluide sanguin et *à fortiori* si plusieurs de ces causes sont réunies. — Ceci étant admis, il est clair, dit M. Gubler, que plus grand sera cet excès absolu ou relatif, passager ou prolongé d'albumine dans le sang, plus obligatoire et abondante sera l'exhalation qui doit rétablir l'équilibre troublé.

Telles seraient les conditions qui feraient de l'albumine un corps étranger nuisible à l'économie, d'où partant son élimination.

Telles sont aussi, en les condensant le plus possible, les raisons puissantes sur lesquelles M. Gubler a édifié sa doctrine pathogénique de l'albuminurie, doctrine qu'il n'admet pas exclusivement, comme nous le verrons plus loin, mais pour laquelle il a des préférences marquées.

Quant aux différentes espèces de matières albuminoïdes, en dehors même de l'influence des variations de leur diffusibilité, elles peuvent quand même déterminer l'albuminurie en ce sens qu'elles se prêtent à tous les usages de l'albumine du sérum, qui devient ainsi par une voie indirecte en excès dans le sang. A ce sujet je dois rappeler que M. Béchamp de Montpellier a (sous forme de lettre adressée à M. Dumas,) communiqué à l'Académie des Sciences (Séance du 23 Octobre 1873) le résultat de ses recherches établissant la diversité et la complexité des matières qu'on groupe sous le nom général d'albumine. Or, du moment qu'il y a plusieurs espèces d'albumines douées de propriétés différentes, ne serait-on pas en droit de se demander s'il n'y a pas aussi corrélativement plusieurs espèces d'albuminuries au point de vue chimique? — En d'autres termes sans aller jusqu'à dire que chaque albuminurique émet ou peut émettre une albumine spéciale, n'est-il pas probable que l'albumine ne reste pas chimiquement la même pendant tout le cours d'une albuminurie et que le même albuminurique présente dans ses urines diverses espèces d'albumines suivant le moment considéré et suivant une foule de conditions générales variables à l'infini?

Avant de quitter cet ordre d'idées, je signalerai en passant deux théories de l'albuminurie qui s'en rapprochent plus ou moins. L'une est de M. Mialhe et n'a pas eu de durée. Suivant lui, dans les cas d'albuminurie, l'albumine ordinaire du sérum repasserait par des états moléculaires qu'elle aurait eus primitivement. L'autre théorie a été émise par M. Roubaud dans un mémoire inséré dans la Gazette des Hôpitaux 1865. M. Roubaud part de considérations chimiques et physiologiques pour établir que la gravelle, le diabète et l'albuminurie sont trois affections dont la cause première doit être rapportée aux troubles de la digestion ou de la nutrition qui rendent les produits albuminoïdes incapables d'une combustion complète. La diversité d'expression que revêtent ces troubles nutritifs tiendrait aux conditions dans lesquelles ils se développent.

Parmi les défenseurs de l'influence de l'altération primitive du sang, je dois citer M. Jaccoud. Cet auteur accorde à tort, suivant nous, une sorte de prépondérance aux raisons tirées de l'ordre chimique. Ces arguments paraissent d'autant moins satisfaisants qu'on les rapproche des raisons si nettes et si convaincantes tirées de l'étude des lésions rénales, à laquelle j'ai hâte d'arriver.

Toutefois, je désire auparavant appeler l'attention sur quelques observations de maladies aiguës dans le cours desquelles j'ai constaté une albuminurie transitoire et due plutôt à une cause générale qu'à une affection rénale proprement dite. A ce point de vue je citerai, en première ligne, l'observation III où il s'agit d'un cas de pleuro-pneumonie terminée par suppuration. L'albuminurie pouvait ici tenir à plusieurs causes. Ainsi, c'était peut-être une albuminurie anoxémique, le défaut d'oxygénation du sang, qui était très-prononcé, pouvant devenir une cause puissante de diabète leucomurique, passager ou durable (Gubler). L'albuminurie pouvait aussi être d'origine mécanique, l'entrave à la circulation pulmonaire devant amener une congestion rénale passive, d'où albuminurie par un mécanisme que nous étudierons bientôt.

Les observations IV, V, VI, VII, VIII, IX qu'on trouvera résumées à la fin de ce travail, sont des exemples d'albuminuries transitoires, survenues dans le courant de pneumonies.

La pneumonie, en effet, est une des maladies aiguës qui fournit le plus fort contingent d'albuminuries transitoires. Si je cherche à grouper en un faisceau l'ensemble des particularités que nous ont offertes ces cas soumis à mon observation, je vois que l'albuminurie a été rencontrée beaucoup plus souvent pendant la période d'hépatisation que durant la résolution. Ce fait semble en contradiction avec l'opinion des auteurs qui ont étudié le plus cette question. Ainsi, suivant Martin-Solon, Begbie et M. Abeille, l'albuminurie apparaîtrait surtout pendant la période de résolution et constituerait alors une sorte de sécrétion critique due à l'élimination par les reins des produits albumino-fibrineux qui forment l'exsudat pulmonaire. Je dois noter aussi que dans les observations en question, la diminution de l'albumine a coïncidé avec l'établissement de la convalescence. De plus, dans les cas où l'albuminurie n'a pas été transitoire, en ce sens qu'elle a persisté jusqu'à la mort, rien n'autorisait à supposer qu'elle aurait subsisté après la maladie pulmonaire si la guérison avait eu lieu. Enfin, l'albuminurie a été, dans son intensité, assez bien proportionnelle à l'étendue même de la lésion pulmonaire, — fait qui est loin d'être constant. — Quant au mécanisme suivant lequel survient l'albuminurie dans le cours de la pneumonie, plusieurs explications d'égale valeur, à mon sens, sont en présence. Comme, du reste, elles ne s'excluent pas les unes les autres, j'admettrais volontiers l'intervention possible de l'ensemble de ces causes ou de chacune d'elles suivant les cas. Ainsi, on a attribué l'albuminurie : 1° à la diminution du champ de l'hématose; 2° à la perversion fébrile des oxydations; 3° à la congestion rénale passive ou active, secondaire, lésion passagère ou durable du rein (Gubler).

Suivant M. Jaccoud, il faudrait admettre une relation nécessaire entre l'apparition de l'albumine dans l'urine et la disparition des chlorures, qui persiste aussi longtemps que dure la période d'état et qui produirait ainsi une perversion dans l'évolution et la diffusion normales des matériaux en circulation.

Avant de quitter cette question, je dois rappeler ici un renseignement qui est noté dans l'observation VIII et qui me semble plein de valeur, *in specie*. Il est dit que le malade n'avait pas encore été soumis à l'application de vésicatoires, lors du premier examen de l'urine qui y fit constater la présence d'une notable quantité d'albumine. Ce renseignement qui n'a pas été consigné dans toutes les observations, mais dont j'ai eu soin de m'enquérir en général, a une importance réelle au point de vue qui nous occupe. Car, sans parler des néphrites cantharidiennes sur lesquelles M. Bouillaud, le premier, a appelé l'attention, néphrites dont on pourrait ne pas reconnaître la cause, si parfois on négligeait de prendre le renseignement dont j'ai parlé, on serait encore exposé à une autre cause d'erreur. Je lis, en effet, ce qui suit dans la thèse de M. Germe (1864) : « Pour observer l'albuminurie, après l'emploi des cantharides, il faut bien savoir qu'il n'est pas nécessaire que le malade éprouve des accidents du côté des voies urinaires. M. le docteur Cros, qui s'est occupé de cette étude, continue M. Germe, m'a dit avoir toujours rencontré de l'albumine dans les urines à la suite de l'application d'un vésicatoire, même dans les cas où les individus n'éprouvaient aucun symptôme qui pût faire soupçonner l'action des cantharides sur l'appareil génito-urinaire. »

D'un autre côté, dans un passage de sa thèse d'agrégation, M. Cornil rapporte que M. Parisot, dans sa thèse consacrée à l'étude du traitement de la syphilis par l'application des petits vésicatoires répétés, assure n'avoir jamais observé aucun signe d'inflammation des voies génito-urinaires, n'avoir jamais constaté d'albumine dans les urines; et cependant il est de ses malades qui ont eu jusqu'à 216 vésicatoires. « Cette circonstance, dit M. Parisot, tient-elle à la surface peu étendue des vésicatoires dans le plus grand nombre des cas? » En face d'observations aussi contradictoires que celles de M. Cros, d'une part, et celles de M. Parisot, de l'autre, il est difficile, je crois, de se prononcer. Toutefois, même en admettant avec M. Cros qu'il y a albuminurie après chaque application de vésicatoire, comme, en tout cas, ces albuminuries sont en général des plus passagères et des plus bénignes, je crois que malgré les deux faits d'albuminurie cantharidienne persistante rapportés par M. Cornil, je crois, dis-je, que l'on peut conclure avec ce dernier auteur que ce serait se priver d'un moyen d'action bien puissant que de proscrire l'usage des vésicatoires dans la crainte d'accidents aussi exceptionnels que ceux auxquels j'ai fait allusion plus haut.

L'observation X a rapport à un malade atteint de fièvre typhoïde très-bénigne. Ce qui, dans ce cas, fit la gravité de la maladie, ce ne fut pas tant la fièvre typhoïde que l'érysipèle qui vint la compliquer. Ici l'albuminurie fit défaut au début de la maladie et ce n'est que le troisième jour de l'érysipèle qu'elle fut constatée : c'est donc bien à cette complication qu'il faut la rattacher. Du reste, ce fait n'a rien de surprenant, et presque tous les auteurs qui ont écrit sur l'albuminurie dans le cours de l'érysipèle, ont constaté que l'albuminurie ne se rencontrait que dans les érysipèles graves et particulièrement dans ceux qui compliquent parfois la dothiénenterie et qui ont, en général, un caractère infectieux très-prononcé. Quant au moment de l'apparition de l'albuminurie, les auteurs ne sont pas d'accord : d'après M. Abeille, elle surviendrait du 2e au 6e jour. Suivant Begbie, au contraire, on ne la rencontrerait que beaucoup plus tard. Chez le malade que j'ai observé, l'albuminurie a persisté jusqu'à la dernière période de l'érysipèle, mais elle n'a pas reparu au moment où le malade fut brusquement pris en pleine convalescence d'un mouvement fébrile dû à une orchite, (Voir l'observation X.)

L'albuminurie notée dans l'observation XI (érysipèle de la face) vient confirmer l'opinion émise plus haut, à savoir : que l'albuminurie se rencontre surtout dans les erysipèles graves. L'examen microscopique des urines et le résultat de l'autopsie ont de plus montré qu'il y avait là une altération profonde du parenchyme rénal.

Quant à l'albuminurie observée dans le cas de fièvre typhoïde rapporté dans l'observation XII, j'aurai peu de choses à en dire, ce malade n'ayant été que vingt-quatre heures en observation. On peut néanmoins remarquer (d'après les résultats de l'autopsie) qu'il était à la fin du premier septénaire et que les reins présentaient surtout des traces de congestion intense. C'était donc là un de ces cas si nombreux d'albuminurie au début de la fièvre continue, albuminurie due à une congestion rénale intense ou à une sorte de néphrite catarrhale avec desquamation épithéliale. Je dois ajouter qu'ici il n'existait pas ce léger degré de néphrite diffuse portant à la fois et également sur les deux reins, néphrite qu'on a notée souvent dans le cas d'albuminurie typhique et qu'on a invoquée pour prouver l'existence d'une influence générale.

Avant de quitter ce qui a trait à l'albuminurie dans la fièvre typhoïde, je rappellerai l'importance clinique que M. Gubler attache à la constatation de l'albuminurie dans certains cas douteux. « Plus d'une fois, dit-il, en présence d'un état ambigu qu'on pouvait à volonté qualifier de courbature, d'embarras gastrique ou de fièvre typhoïde au début, le caractère déjà albumineux de la sécrétion urinaire et l'apparition de la teinte indigo par l'acide azotique ont fait cesser mon hésitation, et la suite confirmait la justesse du diagnostic porté d'après ce signe. »

A côté de l'albuminurie typhique, il faut placer l'albuminurie dans les fièvres éruptives. Pour ce qui est de la variole, tous les auteurs sont d'accord pour admettre la rareté relative de l'albuminurie pendant l'évolution de la variole et surtout de la varioloïde.

M. Gubler explique ce fait par une sorte de suractivité des fonctions respiratoires, qui s'observe dans la variole. Les poumons étant sains en général, et les combustions respiratoires étant exagérées, les matières azotées dont l'oxydation intéresse le rein, on le sait, à un si haut point, vont ainsi jusqu'à leur dernier degré de transformation ; l'excès d'urée trouvé dans les urines est, du reste, la preuve matérielle de ces combustions intenses. Ce ne serait donc que dans le cas de varioles graves ou aggravées par quelques complications qu'on pourrait rencontrer l'albuminurie.

M. Jaccoud donne, de la rareté de l'albuminurie dans la variole, une autre raison : pour lui, la sécrétion séro-purulente qui se fait à la surface du derme renferme des matériaux quaternaires, dont la formation est, dit-il, évidemment sous la dépendance de mouvements interstitiels et dont l'accumulation dans le sang est ainsi évitée.

Enfin, Beer prétend même que, dans le cas où l'on constate de l'albuminurie (je parle de celle qui survient surtout après la maladie), on n'a pas affaire à une néphrite parenchymateuse, mais bien à une néphrite interstitielle ou interbulaire, qui domine toujours, quand elle n'existe pas seule.

Quoi qu'il en soit des explications, la rareté de l'albuminurie variolique est un fait avéré, et, en dehors du cas de varioloïde avec albuminurie, qui fait le sujet de l'observation XIII, je ne retrouve, dans mes notes, qu'un fait d'albuminurie chez un varioleux ayant séjourné quelques jours dans le service de M. Lasègue avant de passer dans les salles spéciales consacrées aux varioleux. J'ajouterai aussi que dans la revue critique que j'ai publiée (*Archives générales de médecine*, 1871), sur les thèses sur la variole, soutenues pendant et après la dernière épidémie, je n'ai rien trouvé concernant l'albuminurie.

Quant à l'albuminurie dont il est question dans l'observation XIII (varioloïde), elle persista jusqu'au douzième jour. Jusqu'à cette époque, le pronostic fut des plus réservés; puis, tout à coup, comme c'est la règle dans la varioloïde, la maladie, qu'on me passe l'expression, tourna court, et la malade quitta brusquement un état désespéré pour entrer dans une période de convalescence. L'albuminurie fut insignifiante à partir de ce moment, et les urines (qui, malgré des tendances hémorrhagiques très-prononcées dans ce cas, n'avaient jamais contenu de sang) reprirent, dès le douzième jour de la maladie environ, tous leurs caractères normaux.

J'ai déjà eu l'occasion de parler plus haut (observation I), d'une malade albuminurique, qui eut, en même temps, une scarlatine, et qui, par exception, ai-je dit, n'était pas albuminurique du fait de la scarlatine. Mais, le plus souvent, la scarlatine prend la haute main dans la pathogénie de l'albuminurie. Ainsi, c'est à la scarlatine que je rapporte l'albuminurie dans l'observation XIV.

Cependant, il s'agit ici d'un cas éminemment complexe. Que voyons-nous, en effet? — Une jeune fille, âgée de seize ans, est prise, tout à coup, dans le courant d'une santé parfaite en apparence, d'une pneumonie qui semble bien franche. Puis survient une scarlatine qui se complique d'une broncho-pneumonie généralisée avec état typhoïde concomitant. Aussi, ce qui domina symptomatiquement depuis l'entrée de la malade à l'hôpital jusqu'à sa mort, ce furent les accidents pulmonaires en rapport avec une dyspnée intense et une fréquence considérable des mouvements respiratoires.

Quant à ce qui est de l'albuminurie, je n'ai, pour employer une expression familière, que l'embarras du choix pour l'expliquer. Il est bien établi, en effet, aujourd'hui qu'elle se rencontre souvent dans la pneumonie et dès le début (voir plus haut); je pourrais donc trouver là l'explication de l'albuminurie; mais je crois, toutefois, que dans le cas actuel, la pneumonie du début et la broncho-pneumonie qui a emporté la malade, n'ont agi [et encore!] qu'à titre de *causes adjuvantes*. Je me base, pour établir ce fait, sur la marche de l'albuminurie qui, si la cause eût été pulmonaire, n'aurait pas dû persister jusqu'au 12 décembre, alors que la pneumonie du début était terminée depuis déjà longtemps. Ici de plus, je le répète, si l'albuminurie avait été pneumonique, elle aurait dû revenir surtout au moment de cette broncho-pneumonie ultime qui, par sa généralisation, par son intensité, etc., compromettait si fort les fonctions pulmonaires (d'où l'insuffisance de la combustion des matières protéiques, etc., etc.); je crois donc bien que l'albuminurie était toute ou presque toute *scarlatineuse*. Je trouve, même dans ce fait, une preuve indirecte qu'on ne doit que secondairement expliquer l'albuminurie scarlatineuse par des troubles des fonctions respiratoires, déterminant eux-mêmes ces modifications dans la composition du sang, d'où naîtrait enfin l'albuminurie, puisqu'ici l'albuminurie a marché précisément en sens inverse des lésions pulmonaires auxquelles elle aurait dû, au contraire (dans l'hypothèse que je suppose), être proportionnelle.

Avant d'expliquer par l'influence des troubles de la respiration l'albuminurie scarlatineuse, M. Gubler place une raison plus générale et plus puissante : c'est la perversion des fonctions de nutrition dont s'accompagnent les maladies virulentes et septiques, et en général, toutes les affections *pravâ indole*. C'est même là, pour M. Gubler, la raison pour laquelle l'albuminurie, *d'une façon générale*, est d'autant plus fréquente et d'autant plus abondante dans les maladies, que celles-ci ont un cachet de gravité plus accusé.

En résumé, malgré le fait rapporté dans la thèse de M. Jaccoud et emprunté au professeur Bennett, fait dans lequel il s'agit d'un scarlatineux avec desquamation de l'épithélium rénal, sans albuminurie à aucun moment, malgré l'opinion de B. Bell et autres, qui pensent qu'on ne peut établir de liaison entre l'albuminurie et la chute de l'épithélium rénal, je crois, néanmoins, qu'il faut tenir grand compte de la congestion rénale dans la production de l'albuminurie. Certes, quelques faits, même bien observés, ne peuvent pas suffire pour faire tomber une théorie qui a pour elle les resultats, pour ainsi dire quotidiens, de l'observation, à savoir : la relation entre la congestion rénale et ces albuminuries passagères qu'on observe au début des fièvres. Maintenant que la congestion agisse, soit en exaltant la nutrition et en déterminant la production de toute une génération de cellules jeunes et d'autant moins viables qu'elles sont nées dans des conditions anormales et qu'elles sont plus nombreuses, ou que cette congestion devienne un irritant de par le fait du surcroît d'activité fonctionnelle qu'elle détermine, ou bien enfin que l'irritant rénal provienne des éléments nouveaux, mort-nés pour ainsi dire et devenus des corps étrangers, ou qu'il ne soit autre chose que le poison morbide (Johnson Todd), ou les matériaux divers qui, ne s'eliminant plus par la peau, passent maintenant par le rein (Triper Clémens), peu importe; de toutes façons, le rein est en cause, et intervient puissamment; c'est là le fait que je voulais établir. — Pour en revenir à mon observation XIV, j'ajouterai, que de toutes les fièvres éruptives, la scarlatine est celle qui congestionne le plus fortement et le plus fréquemment les glandes uropoétiques (voir la relation de l'autopsie de l'observation XIV).

Il faut noter aussi que l'albuminurie était ici celle du début de la fièvre scarlatine, étudiée surtout depuis que l'on sait bien qu'il n'y a plus de relation, ni forcée, ni constante, entre l'albuminurie et l'anasarque, et partant, depuis qu'on n'attend plus, pour examiner l'urine, qu'il y ait anasarque. — On peut observer cette albuminurie dès le deuxième jour de la scarlatine (Jaccoud). En général, elle survient vers le sixieme jour de la maladie. Sa fréquence relative diffère beaucoup suivant les auteurs : ainsi, tandis que Begbie, Newbigging, Holder, et M. Gubler, n'ont jamais vu l'albumine manquer absolument dans l'urine d'un scarlatineux durant toute la période éruptive; Catchart, Lees, B. Bell, Clark, etc., n'ont constaté ce phénomène que dans une proportion bien plus restreinte. Du reste, cliniquement, le point important c'est de savoir qu'elle peut exister dès le début pour qu'on songe à examiner les urines, et que de plus, on doit, pour le mécanisme de sa production et le pronostic qu'elle entraîne, la rapprocher des albuminuries survenues dans la période d'augment des fièvres en général.

D'une façon générale j'en ai fini avec ces albuminuries transitoires qui le plus souvent n'ont par elles-mêmes aucune gravité. Je m'occuperai maintenant de l'albuminurie qui est le fait et le signe d'une altération rénale.

En d'autres termes, j'étudierai désormais les néphrites en général, et en particulier quelques espèces de néphrites que j'ai eu occasion d'observer.

CHAPITRE V

ALBUMINURIE PAR ALTÉRATION DU REIN. — NÉPHRITES EN GÉNÉRAL

Ici un aperçu historique rapide (uniquement pour bien préciser où en est actuellement la question) trouvera, je crois, d'autant mieux sa place que c'est en partant de la lésion rénale que Bright fit ces magnifiques travaux qui furent une sorte de révélation et le mirent, malgré certaines réserves de sa part, à la tête de l'école ou de la doctrine, que j'appellerai par convention et abréviation, doctrine organique ou anatomique. Toutefois, les partisans de cette doctrine ne sont pas complètement d'accord entre eux, en ce sens qu'ils ne vont pas tous aussi loin les uns que les autres dans cet ordre d'idées. De là deux subdivisions secondaires : la première comprend les auteurs qui, entre le fait de la présence de l'albumine dans l'urine et l'altération du sang, admettent, comme intermédiaire constant et forcé, la lésion rénale. La deuxième a trait à ceux qui, allant plus loin, soutiennent que le rein peut être le point de départ de ces accidents dont le retentissement se fera ressentir peu à peu dans tout l'organisme à la façon d'une maladie générale.

Jusqu'ici je n'ai guère eu qu'à rester avec les auteurs contemporains : car, bien que la doctrine de l'altération primitive du sang date presque des premiers moments de l'albuminurie (question elle-même toute moderne relativement à tant d'autres), cette doctrine, dis-je, est neuve en tout cas par les preuves qu'on invoque pour la défendre. Ces preuves, en effet, sont empruntées à des sciences toutes récentes telles que la *pathologie expérimentale*, la *chimie biologique*, etc. Quant à la doctrine organique qui, elle aussi, je me hâte de le reconnaître, a trouvé dans les progrès de l'*histologie* un puissant secours, elle est née, comme nous le verrons bientôt, avec l'*albuminurie* même.

Cette raison ajoutée à bien d'autres justifiera cette esquisse historique fort abrégée.

APERÇU HISTORIQUE

Certes je n'ai ni l'intention, ni la prétention de faire ici un véritable historique au point de vue de l'exactitude même. Ce côté de l'albuminurie a été élucidé déjà et mieux que je ne pourrais le faire (ai-je besoin de l'ajouter !) par M. le professeur Lasègue dans les archives de 1853, par M. Jaccoud dans sa thèse inaugurale (1860), et après eux, par la plupart des auteurs qui ont eu à écrire sur ce sujet.

Ce qui me préoccupera surtout dans ce retour vers le passé, c'est l'étude de la marche des idées relativement à l'albuminurie. — Suivant le fait habituel, les grandes théories médicales qui ont successivement régné, en entraînant momentanément tous les esprits dans un courant d'idées donné, ont retenti plus ou moins sur la façon dont on a tour à tour interprété l'albuminurie.

De plus, les progrès de la chimie et de l'histologie, en permettant la constatation sûre et facile de l'albumine dans l'urine et des lésions rénales, ont jeté un grand jour sur la question de l'albuminurie.

Pour les raisons qui précèdent on comprendra facilement comment et pourquoi l'albuminurie ne put qu'être soupçonnée par les anciens, mais non démontrée et interprétée par eux. Le premier auteur qui rapprocha les symptômes des lésions et qui examina la question dans son ensemble, ce fut Bright qui donna là un exemple de cette puissance d'esprit d'observation dont les anciens ont fourni tant de preuves. Si bien qu'ici encore le microscope ne vint guère (au moins pour ce qui avait été vu et décrit) que confirmer et démontrer plus sûrement et plus scientifiquement ce que Bright avait découvert sans son secours par un sorte d'intuition clinique. Et même, comme cela a été bien établi depuis, cet auteur avait prévu sans pouvoir aller plus loin, que tout, dans la question de l'albuminurie, ne se bornait pas à ce qu'on a compris si longtemps sous le nom de maladie de Bright.

Née en Angleterre, l'albuminurie s'y développa d'abord dans le sens organique que lui avait imprimé Bright.

Puis bientôt après, toujours en Angleterre, une réaction se produisit contre l'opinion des auteurs qui jusque-là semblaient vouloir accorder la supériorité aux lésions rénales dans la production des phénomènes divers constatés pendant l'évolution du mal de Bright. Parmi les auteurs qui déterminèrent et suivirent, à des époques différentes, ce nouveau courant d'idées, je dois citer Copland, Graves, etc.

Transportée alors en France, la question de l'albuminurie y était étudiée activement. C'est ainsi que M. Bouillaud, dans sa clinique de la Charité, signalait la coagulabilité de l'urine dans plusieurs maladies aiguës telles que la pleurésie, la péricardite, la fièvre typhoïde, et dans quelques maladies chroniques telles que le diabète et les affections cardiaques. Ainsi s'établirent peu à peu *deux classes* bien distinctes d'albuminuries : *l'une*, comprenant les cas d'*albuminurie transitoire* et dans lesquels on ne trouvait pas de *lésions rénales*, si, par hasard, on pouvait examiner les reins : *l'autre* se rapportant aux faits *d'albuminurie permanente*, s'accompagnant le plus souvent d'hydropisie et d'une des trois formes de lésions rénales décrites par Bright. On alla même plus loin, dit M. Jaccoud, on fit du 1er groupe *un symptôme* et du 2e *une entité morbide*, d'où le nom de *maladie de Bright*.

D'un autre côté Rayer, dans son traité des maladies du rein, rassembla une foule de matériaux, les mit en ordre et, pour ce qui a trait à la maladie de Bright, se déclara partisan de l'idée d'un point de départ inflammatoire : d'où la dénomination de néphrite albumineuse qu'il fit synonyme de maladie de Bright.

C'est à partir de ce moment qu'il convient de parler de la période allemande que j'appellerais volontiers encore l'ère du microscope. Cette période qui a commencé en 1840 n'a pas eu d'interruption jusqu'à nos jours, et son étude va nous permettre d'exposer la *doctrine organique proprement dite*.

Ce qui distingue avant tout les travaux des auteurs allemands, dit M. Jaccoud, c'est leur tendance à réunir entre elles, à fondre les unes dans les autres les variétés de lésions signalées jusque-là comme autant de formes distinctes et incompatibles : et cette tendance est complétement réalisée dans l'œuvre de Frerichs qui conclut ainsi : « Les lésions anatomiques si multipliées qui prennent place entre l'hypérémie, l'infiltration graisseuse et l'atrophie forment une *chaîne non interrompue dont les différents anneaux nous apparurent étroitement unis, dès que nous avons su nous servir du microscope.* »

Dans un compte rendu des travaux de Frerichs, M. Lasègue (*loc. cit.*) se prononce aussi pour l'unité anatomique du mal de Bright : et voici, en abrégé, d'après cette analyse, non plus les *diverses formes* du mal de Bright, mais bien les *différents degrés* des lésions que le rein peut présenter dans les cas d'albuminurie.

Premier stade. — Hypérémie. — Les reins sont alors plus *volumineux, injectés ;* l'épithelium est normal ou en desquamation : parfois on rencontre des *cylindres* dits *fibrineux* dans les canaux urinifères. La présence *seulement* de ces cylindres dans les tubuli ou dans l'urine, permet de distinguer, dit M. Lasègue, cette première période du mal de Bright suivant Frerichs, de l'hypérémie simple. — A cette première période il y a seulement exsudation commençante.

Deuxième stade. — Il est caractérisé essentiellement par l'*exsudation et la transformation granulo-graisseuse des produits exsudés et de l'épithélium.*

Troisième stade. — Atrophie, Anémie, granulations de Bright. — Au niveau des granulations on observe les mêmes lésions qu'au deuxième stade et autour d'elles il y a *atrophie* des éléments constitutifs du rein.

« Frerichs conclut à l'identité de la maladie de Bright et de l'albuminurie, rejetant tous les cas prétendus d'albuminurie sans lésions apparentes du rein. »

Les travaux de Reinhardt, analysés par M. Sée, conduisent aux mêmes conclusions. Ainsi il admet un *premier stade* inflammatoire, avec augmentation de volume, ramollissement, couleur écarlate du rein, exsudats fibrineux ; un *deuxième stade* avec infiltration graisseuse et un *troisième* avec atrophie. — En résumé, dit-il, toutes ces modifications anatomiques peuvent être rapportées à une inflammation diffuse, qui tantôt est aiguë comme dans la scarlatine, tantôt se lie à l'état chronique ou cachectique et, dans ces cas, c'est le sang lui-même qui joue le rôle d'un irritant des reins.

Toutes les albuminuries seraient des néphrites du même genre que la maladie de Bright; elles n'en différeraient que par *le degré:* il en est de même dans les maladies du cœur, dans la grossesse (ici il y a un trouble mécanique dans la circulation, qui ouvre la scène).

La doctrine allemande retentit bientôt en France et, en 1856, MM. Becquerel et Vernois présentèrent à l'Académie un mémoire rédigé dans le sens des idées allemandes. Après avoir établi que la partie vraiment active de la glande rénale est l'épithélium, ces auteurs divisent les cas d'albuminurie en deux grandes classes, suivant qu'il n'y a altération que de ces cellules épithéliales (et alors la réparation est possible et la guérison aussi). et suivant qu'il y a à la fois modification des cellules et altération des parois des tubuli et du tissu intermédiaire. Dans ce dernier cas, une fois les cellules épithéliales altérées éliminées sous forme de cylindres ou de granulations, les tubuli malades restent desquamés ou se remplissent de produits exsudés. Pourtant ils pourraient parfois se garnir à nouveau et momentanément d'un revêtement épithélial, ce qui permettrait, pour les auteurs que j'ai cités, de comprendre l'existence d'une albuminurie transitoire de cause rénale.

Telle est la doctrine organique dont l'importance tend à prendre tous les jours de plus grands développements.

Je placerai encore ici l'opinion émise par M. Pidoux dans des leçons de clinique médicale publiées dans la *Gazette des Hôpitaux* (22 mai 1855).

Pour M. Pidoux, entre les généralisateurs et les localisateurs la question est mal posée. Établissant d'abord par l'étude du fœtus que la fonction urinaire comme l'hématose se fait partout et est centralisée simplement dans le rein, M. Pidoux considère que toute atteinte à l'une des parties de l'appareil retentit immédiatement sur l'ensemble. C'est ainsi, dit-il, que tout désordre est à la fois primitivement général et primitivement centralisé.

En somme et en résumé, à côté de la doctrine anatomique, seule la théorie de l'hyperalbuminose sanguine, si magistralement développée par M. le professeur Gubler, peut revêtir un caractère général. Et pourtant M. Gubler est loin d'être exclusif. C'est ainsi qu'il reconnaît nécessaire *la lésion rénale, du moins momentanément.* Il admet de plus que, dans les cas d'inflammation rénale un peu vive, le rein fournit de l'albumine à ses dépens pour ainsi dire. Enfin se basant sur les notions nouvellement acquises sur l'inflammation, M. Gubler montre bien comment les altérations profondes de la nutrition du rein dans les dernières périodes de la maladie de Bright peuvent et doivent pourtant être rattachées à un processus inflammatoire, *malgré l'absence de toute phlogose apparente.* M. Gubler va même plus loin : il se demande si la suractivité fonctionnelle des reins ne pourrait pas parfois être le phénomène initial dont tous les autres dépendraient : et finalement il conclut que le rein pourrait bien être *tantôt l'aboutissant, tantôt le point de départ du phénomène morbide.* Maintenant, ajoute-t-il, pour ce qui est de l'intensité relative des deux ordres de lésion (celle du sang et celle de l'organe sécréteur), de leur époque d'apparition et de cessation ou de la durée de leur coexistence, *les faits cliniques réalisent toutes les combinaisons imaginables.* Quant aux faits, peu nombreux du reste, qu'on a mis en relief pour prouver le peu d'importance des lésions rénales, ils n'ont pas, je crois, toute la valeur qu'on a voulu leur attribuer. Ce sont, d'une part, des cas d'albuminurie observés pendant assez longtemps et sans qu'on ait pu constater de lésions rénales à l'autopsie, et, d'autre part, des faits où la lésion rénale étant très manifeste, l'albuminurie n'avait pas été observée.

Mais quand on songe à la difficulté des recherches microscopiques, à l'infidelité des moyens qu'on a eus à sa disposition jusqu'à ces derniers temps pour rechercher et déceler la présence de l'albumine dans l'urine, etc., etc., on est peu porté à s'arrêter devant de telles exceptions, quand une observation quotidienne vient déposer en faveur de la réalité et de l'importance de *la lésion rénale.*

Nous verrons du reste bientôt que le fait de l'existence de lésions rénales sans albuminurie concomitante, peut actuellement se comprendre, sans que pour cela la doctrine anatomique de l'albuminurie soit ébranlée.

D'après les quelques considérations historiques qui précèdent, il est facile, je crois, de se convaincre que dans le passé la maladie désignée sous le nom de *maladie de Bright*, résumait presque toute la pathologie du rein ou en tout cas fixait tout particulièrement l'attention des auteurs.

Voyons donc maintenant quelle est l'idée que, d'après les travaux récents et les tendances modernes, on doit se faire de ce complexus pathologique auquel on donne le nom de *mal de Bright.*

J'établirai d'abord deux hypothèses complétement opposées et mettant en relief, en les résumant, les deux grands courants d'idées entre lesquels se partagent les esprits à ce sujet.

1° Doit-on élargir de plus en plus l'acception de cette dénomination, le mal de Bright, et l'étendre à tous les faits pathologiques où l'on constate de l'albuminurie avec hydropisie et altération du rein, *quelle que soit cette altération?*

2° Faut-il mieux, au contraire, s'inspirer avant tout des travaux mêmes de l'auteur qui a donné son nom à la maladie en question, et, restant fidèle aux traditions anciennes, ne décrire sous ce nom qu'une maladie à part, s'affirmant cliniquement par de l'albuminurie et une hydropisie spéciale, mais correspondant à une altération *particulière* du rein, altération qui, dans son évolution, comprendrait trois degrés ou stades, ainsi que nous l'avons établi ci-dessus?

Cette dernière interprétation de la maladie de Bright est, je crois, la seule en rapport avec les progrès de la science sur ce point.

Ce qui, à mon sens, fait la division et aussi la confusion, c'est que les cliniciens proprement dits, préoccupés avant tout de l'ensemble symptomatique de la maladie, de sa gravité, de sa façon d'être et d'évoluer cliniquement, sont portés par cela même à donner un seul nom à des états qui se manifestent par un même groupe de symptômes. — Mais pour avoir de la pathologie du rein, même au point de vue pratique simplement, une conception nette et exacte, il faut forcément se baser sur l'étude anatomo-pathologique de cet organe, telle qu'elle est acquise aujourd'hui à la science.

Pour ce faire, le guide à la fois le plus logique et le plus sûr, me sera fourni par la structure même du rein.

DIVISION DES NÉPHRITES

Partant du canalicule urinifère et allant de dedans en dehors, j'étudierai successivement et très-sommairement les diverses néphrites qui, à leur début, ont exclusivement ou plus particulièrement pour siége anatomique : 1° l'épithélium; 2° les vaisseaux; 3° le tissu cellulaire interposé entre les éléments constituants du rein.

§ 1er. ALTÉRATION DE L'ÉPITHÉLIUM

MALADIE DE BRIGHT

Avec la plupart des auteurs modernes nous admettons, ainsi que la suite de ce travail le demontrera, que le mal de Bright est essentiellement une maladie de l'épithélium rénal qui, comme on le sait, constitue les deux tiers de la substance rénale. Cette maladie peut revêtir diverses formes cliniques : elle peut être aiguë ou chronique, primitive ou secondaire, passagère ou persistante, etc. Ce sont ces diverses variétés cliniques qui, suivant le point de vue qu'on a considéré, ont fait donner à la maladie de Bright les noms de néphrite parenchymateuse, diffuse, albumineuse (Rayer), croupale (Virchow), catarrhale, etc.

Ce sont aussi ces diverses formes cliniques dont je me propose d'esquisser à grands traits les principaux caractères, en m'arrêtant exclusivement sur les variétés que j'ai pu observer moi-même.

Néphrite albumineuse aiguë. — Le malade qui est le sujet de l'observation XV, nous fournit un exemple de cette forme de néphrite parenchymateuse aiguë et rapide dans son évolution.

Le cas est ici assez complexe, comme du reste les faits cliniques en général, et je dois à son égard entrer dans quelques développements. — Pour ne rien préjuger, on pourrait, en se basant sur le symptôme le plus saillant, intituler l'observation XV, *néphrite desquamative*, et la rapprocher de ces albuminuries scarlatineuses qui surviennent au moment de la desquamation épidermique et qui seraient dues, suivant M. Lasègue, à un fait analogue se passant à l'intérieur des tubes urinifères.

L'observation XV est aussi un de ces cas que, vu la grande quantité de cylindres hyalins et leur nature, supposée à tort fibrineuse, Reinhardt avait comparé à la pneumonie, et pour lesquels Virchow avait donné à la maladie de Bright le nom de croupale, opinion et dénomination qui tombent, dit M. Cornil (thèse d'agrégation 1869), devant ce fait, que les coagulations dont il s'agit, ne sont pas chimiquement composées de fibrine. — Quoi qu'il en soit des interprétations, le point important ici, c'est le fait d'une néphrite parenchymateuse survenue dans le courant d'un rhumatisme articulaire aigu ; mais je ne saurais me prononcer sur la question de savoir s'il y a eu, dans ce cas, rapport de cause à effet et néphrite vraiment rhumatismale, ou bien s'il n'y a eu que simple coïncidence dans des conditions spéciales. — Les auteurs qui se sont le plus occupés soit du rhumatisme articulaire aigu, soit de l'albuminurie sont fort brefs sur la question de l'albuminurie dans le rhumatisme. Le plus souvent ils citent simplement le rhumatisme dans l'énumération des causes de l'albuminurie. — Suivant M. Bouillaud, l'albuminurie peut se montrer comme une localisation passagère du rhumatisme. Quant à Rayer, il ne dit rien de bien net au sujet du cas qui nous occupe. Le fait est qu'il n'y a pas lieu, je crois, de s'arrêter ici à l'hypothèse d'une néphrite rhumatismale, comme l'entendait Rayer. En effet, les observations que Rayer a publiées sous cette dénomination sont, comme l'ont démontré MM. Ball et Cornil, des cas types d'infarctus du rein (néphrites métastatiques). Malgré l'absence d'examen direct du rein, malgré l'existence non douteuse d'une affection cardiaque dans le fait que je relate, je rejette l'idée d'un infarctus du rein, vu la grande quantité d'albumine constatée dans les urines, l'abondance des cellules épithéliales et des cylindres granuleux, la durée de l'albuminurie et son retentissement rapide sur l'économie. Dans la partie de son ouvrage qui a trait aux néphrites non albumineuses, Rayer parle bien de néphrites survenues pendant le cours d'un rhumatisme; mais le plus souvent les symptômes ont passé inaperçus, tant ils étaient peu accusés. — Dans un autre endroit du même ouvrage, à propos des néphrites albumineuses venant compliquer les maladies, quelques pages à peine sont consacrées au rhumatisme, et encore ne s'agit-il que d'albuminurie survenue dans le cours de rhumatisme chronique.

A côté de l'observation XV qui nous représente un cas de néphrite parenchymateuse aiguë et intense, je dois étudier l'observation XVI qui a trait à un malade atteint de néphrite parenchymateuse aiguë, mais légère. Ici encore, c'est la question d'étiologie qui est particulièrement intéressante. Le malade dont il s'agit n'était dans aucune des conditions constitutionnelles qui sont aptes à déterminer une néphrite parenchymateuse. Il ne s'était pas exposé au froid, il n'était pas alcoolique. Il est vrai que le malade a déjà eu des attaques de rhumatisme et qu'il présente un bruit de souffle à la région précordiale. Mais ce bruit de souffle a tous les caractères des souffles anémiques. — De plus le malade, âgé de 26 ans seulement, n'a jamais eu aucun signe rationnel d'affection cardiaque. La seule cause que l'on puisse invoquer ici pour expliquer la néphrite, c'est la blennorrhagie indéniable dont est atteint le malade. Cette circonstance pathologique est, dit M. Jaccoud dans sa clinique, une cause réelle, efficace et peu connue du mal de Bright tant aigu que chronique. Et même, suivant cet auteur, toutes les maladies prostato-uréthrales peuvent devenir le point de départ d'une néphrite parenchymateuse, aussi bien que d'une néphrite suppurative commune. Mais parmi ces maladies, la blennorrhagie violente et rebelle est certainement celle qui aurait l'influence pathogénique la plus puissante, et deux ou trois fois déjà M. Jaccoud a constaté l'existence de cette cause à l'exclusion de tout autre.

Je dois dire pourtant que les avis sont partagés sur cette question, et que des auteurs, recommandables entre tous par leur science et la nature de leurs travaux, ont émis des doutes motivés sur cette corrélation possible entre la blennorrhagie et la néphrite. Ainsi je lis ce qui suit dans la thèse d'agrégation de M. Cornil : « Quelques auteurs ont prétendu que la blennorrhagie pouvait affecter non-seulement la vessie, mais le rein : On a l'habitude, dit Rollet, de citer à l'appui une autopsie de Morgagni (LXIIe lettre); — une phrase de Hunter qui regarde l'inflammation sympathique des uretères et du rein comme possible dans la blennorrhagie ; — un passage aussi bref et aussi peu explicite de Bell ; — une observation de Rayer et une autre de Vidal. Toutefois aucun de ces faits n'est probant. Il est certain que les reins peuvent être affectés à la suite de la blennorrhagie, notamment chez les malades qui ont un rétrécissement du canal compliqué de lésion profonde des organes urinaires ; mais la néphrite, en tant que complication de l'inflammation blennorrhagique elle-même, est loin d'être encore une réalité clinique incontestable. En tout cas, d'après toutes les observations publiées, elle n'aurait rien de spécial, et sa description se confondrait avec celle de la néphrite commune. » ROLLET, *Traité du mal vénérien, page* 307.

Telle est aussi, dit M. Cornil, l'opinion de M. A. Fournier, qui a eu l'obligeance de nous donner à ce sujet les renseignements suivants : « Depuis treize ans, j'ai soigneusement recueilli l'observation de tous les malades affectés de blennorrhagie qui se sont présentés à moi, et je n'ai pas rencontré un seul fait de néphrite blennorrhagique. On rencontre souvent des douleurs rénales assez vives dans le cours de la blennorrhagie, mais elles tiennent à l'une des deux causes que voici : ou bien ce sont des douleurs prodromiques d'une épididymite ou d'une orchite ; ou bien elles tiennent à l'action du copahu sur le rein. Ces dernières sont parfois très-vives, intolérables et nécessitent la suppression du traitement. Du reste elle cessent aussitôt, dès qu'on interrompt l'administration du copahu. »

Je dois ajouter aussi que pendant mon internat à l'hôpital du Midi je n'ai pas eu l'occasion de constater cette complication néphritique de la blennorrhagie, et mon maître, M. le Dr Simonet, partage à ce sujet l'opinion des auteurs que j'ai déjà cités. Malgré l'autorité de tels témoignages, je ne puis, pour des raisons déjà développées, renoncer pour le cas dont il s'agit, à l'idée de causalité que j'ai cherché à établir.

Je suis d'autant plus encouragé dans cette manière de voir que chaque jour on tend à admettre davantage, il me semble, la possibilité du retentissement au loin des affections de l'urèthre et des organes qui en sont en quelque sorte les annexes.

Après les néphrites qui précèdent, devrait se placer l'étude de quelques néphrites albumineuses aiguës, que je signalerai simplement, le hasard clinique ne m'en ayant pas fourni d'exemples. Je citerai entre autres, les néphrites cantharidiennes dont il a été question ci-dessus, les néphrites qui sont dues aux intoxications saturnines (Ollivier), phosphorique (Ranvier etc.), argentine (Charcot, Ball, Liouville, etc.).

Suivant la dose de l'agent toxique, la durée de son action, ces néphrites peuvent ne durer que quelques heures, pour ainsi dire, ou se transformer peu à peu en néphrite albumineuse chronique et déterminer alors les lésions et les symptômes du mal de Bright proprement dit. Quoi qu'il en soit, dans tous ces cas c'est bien l'épithélium rénal qui est surtout en cause ; c'est lui qui de prime abord est lésé par une action directe et locale que produit l'agent toxique en s'éliminant.

Néphrite albumineuse chronique. — Toutes les néphrites citées précédemment peuvent, comme nous l'avons vu, passer à l'état chronique. J'ai maintenant à m'occuper d'une forme de néphrite qui, pour quelques praticiens exclusifs, mérite seule le nom de maladie de Bright. Pour ces auteurs, le mal de Bright constituerait une sorte d'entité morbide, survenant le plus souvent sans cause appréciable. Ainsi comprise, cette maladie, chronique d'emblée, mettrait plusieurs années, en général, à parcourir les diverses phases de son évolution. L'albuminurie et les hydropisies qui, au point de vue clinique la caractérisent essentiellement, présenteraient de nombreuses oscillations dans leur manifestation; et, après la mort, qui serait la règle, le rein offrirait les différents degrés des lésions dites de Bright. C'est là, je crois, une forme clinique réelle et l'observation XVII rentre assez bien dans ce cadre. Toutefois, suivant la plupart des auteurs modernes et suivant nous, cette façon de concevoir la maladie de Bright est beaucoup trop etroite. Sans étendre cette dénomination à tous les cas où, quelle que soit la lésion, on constate de l'albuminurie et des hydropisies, il est préférable à tous égards d'avoir une idée plus large du mal de Bright.

Pour nous cette affection doit embrasser toutes les néphrites albumineuses dont il a été jusqu'ici question dans ce travail. Le critérium, en pareille matière, nous l'avons dit, c'est la lésion de l'épithélium. Du moment que cet épithélium est le *pabulum morbi*, on conçoit que la néphrite puisse finalement et a la longue donner lieu à toutes les lésions anatomiques que l'on rattache à la maladie de Bright. De la sorte l'unité anatomique du mal de Bright demeure intacte. Il reste admis qu'au point de vue anatomo-pathologique cette affection ne présente pas des formes différentes, mais bien divers stades et que l'autopsie révèle des lésions à différents degrés d'évolution, mais toutes unies par des liens de parenté évidents. Ce n'est que cliniquement, en se basant sur le mode de début, sur la marche, etc., que l'on peut établir ces diverses espèces de nephrites albumineuses dont il vient d être question.

Néphrite albumineuse secondaire. — C'est encore en tenant compte de pareilles considérations qu'il y a lieu d'admettre une forme de néphrite albumineuse secondaire à marche aiguë ou chronique et survenant dans le cours des cachexies, quelle que soit la cause qui ait déterminé la déchéance de l'économie. Par le fait de ce mauvais état général auquel M. le professeur Bouchardat donne le nom de misère physiologique, l'organisme se trouve dans un perpétuel etat d'imminence morbide. Le ton général de l'économie est abaissé et la force de réaction contre les influences delétères est moindre. Alors, par suite de causes occasionnelles, en apparence minimes et passant parfois inaperçues, on peut voir surgir quelques grandes complications viscérales. C'est ainsi que les suppurations osseuses de longue durée peuvent, à un moment donné, s'accompagner de néphrite albumineuse secondaire qui, une fois développée, agit ensuite pour son propre compte. J'ai pu ainsi, cette année même, observer dans le service de M. Lasègue une de ces néphrites consécutives chez une malade atteinte de typhlite chronique.

---

§ 2. ALTÉRATION DES VAISSEAUX DU REIN

NÉPHRITE AVEC DÉGÉNÉRESSENCE AMYLOÏDE OU GRAISSEUSE

Somme toute, les néphrites que jai étudiées jusqu'ici, se tiennent anatomiquement, en ce sens que c'est le même processus anatomo-pathologique qui est en cause et qui peut graduellement déterminer la série des altérations Brightiques. Mais aux lésions caractéristiques des trois stades du mal de Bright, il peut s'en surajouter d'autres non moins bien établies. Si cet élément nouveau est peu développé, rien n'est alors changé : l'etiologie et la symptomatologie restent les mêmes que precédemment. Mais cette lésion surajoutée, que je viens de supposer peu prononcée, peut constituer la lésion unique ou au moins prédominante. Alors l'étiologie et la symptomatologie sont spéciales et diffèrent de ce qu'elles étaient dans les cas précédents. En d'autres termes, je fais maintenant allusion à des espèces de néphrites qui, rarement il est vrai, peuvent s'établir d'emblée, avoir une existence à part, répondre à une étiologie spéciale, et donner lieu à des phénomènes cliniques s'écartant par certains caractères de ceux qui resultent des néphrites parenchymateuses dont je me suis jusqu'ici occupé. Il s'agit donc bien de véritables espèces aussi bien au point de vue anatomo-pathologique que sous le rapport clinique. Ce qui différencie essentiellement ces néphrites, c'est que la lésion primitive ou principale ne porte plus sur l'épithelium, mais bien, soit sur les vaisseaux, soit sur le tissu cellulaire qui unit et separe les éléments constituants du rein. Differencier ces espèces de néphrites des précédentes, les isoler. les constituer à titre de formes spéciales, tel sera désormais l'objet de mes efforts.

Les obs. XVIII et XIX répondent bien, je crois, à une de ces espèces de néphrites qu'il convient de séparer de la néphrite albumineuse classique. Ces observations envisagées au point de vue de l'albuminurie sont remarquables surtout par la bégninité apparente de l'albuminurie. C'est ainsi que dans ces deux cas aucun signe n'appelait du côté des reins l'attention soit du malade, soit du médecin : et pourtant dans l'obs. XVIII, l'albuminurie fut très-abondante pendant tout le temps que le malade passa à l'hôpital. Cette absence de symptômes propres à l'albuminurie rapprochée de l'existence de quelques autres phénomènes spéciaux, me permettent, je crois, d'établir qu'il s'agissait là d'une dégénérescence dite amyloïde du rein, dégénérescence qui attaque d'abord les parois des vaisseaux et qui de là gagne plus ou moins rapidement les parois des tubuli et leurs cellules épithéliales.

En faveur du diagnostic d'une degénérescence amyloïde du rein dans les cas dont il est question, j'invoquerai l'absence de toute douleur rénale, le début des plus insidieux et le peu d'éléments solides trouvés par le microscope dans l'urine. C'est aussi dans la forme amydoïde qu'on voit le plus souvent marquer l'hydropisie. Enfin la tuberculisation pulmonaire est la maladie pendant l'evolution de laquelle on remarque surtout cette degénérescence du rein. Si j'ajoute à cela que, suivant M. Jaccoud, la diarrhée est presque constante pendant l'évolution de cette forme du mal de Bright, j'aurai (en signalant les symptômes présentés par le malade en question) indiqué par là même tous les signes sur lesquels se fonde M. Jaccoud dans ses leçons pour constituer cliniquement la forme amyloïde du mal de Bright. Quant aux moyens préconisés pour reconnaître la substance amyloïde dans les urines, M. Cornil y croit peu : et il avance dans sa thèse d'agrégation qu'il n'en a jamais obtenu des résultats satisfaisants Cette dégénérescence amyloïde s'accompagne en général, dit M. Cornil (loc. cit.) d'une infiltration protéique et graisseuse des cellules épithéliales.

Quant à la degénérescence graisseuse proprement dite, elle peut offrir de nombreuses variétés. Ainsi, elle peut porter primitivement sur la paroi des vaisseaux et s'accompagner ou non d'albuminurie, ou bien elle survient sous une influence générale et existe alors dans le rein au même titre que dans les autres viscères. C'est ce qui a lieu parfois chez les phthisiques, les alcooliques, etc. A ce point de vue l'observation XX la seule que j'aie pu recueillir est peu probante. Il s'agit pourtant bien d'un alcoolique avéré; mais l'albuminurie fut très-passagère et coïncida avec une crise d'alcoolisme aigu enté sur un alcoolisme chronique. Aussi je ne sais si dans ce cas le rein avait subi la dégénérescence graisseuse que l'usage immodéré et prolongé de l'alcool y détermine si souvent.

---

§ 3. ALTÉRATION DU TISSU CELLULAIRE INTERSTITIEL

NÉPHRITE INTERSTITIELLE HYPERPLASIQUE, SCLÉROSE, CIRRHOSE DU REIN ETC.

Cette dernière espèce de néphrite peut coexister avec la maladie de Bright ou avoir une évolution complètement séparée. Elle a été cette année même l'objet d'un mémoire publié par M. Lécorché dans les archives générales de médecine. C'est surtout cette forme de néphrite qui peut déterminer subitement ces accidents encéphaliques sur lesquels M. Noël Gueneau de Mussy a appelé l'attention dans une leçon clinique sur l'albuminurie latente (Union médicale, 4 Janvier 1874.) Enfin dans un mémoire tout récemment publié par l'Union médicale, M. le Dr Henri Huchard met en relief l'importance clinique de l'étude et de la connaissance de diverses formes de néphrites latentes et de la cirrhose du rein en particulier.

Cette sclérose du rein se rencontre assez fréquemment dans le cours des affections cardiaques anciennes. C'est à ce titre que j'en parlerai en étudiant l'albuminurie dans les affections du cœur, dont je rapporte sommairement trois observations prises par moi en 1870 (service de M. le professeur Lasègue)

Chez les malades atteints d'affections organiques du cœur l'albuminurie se rencontre, soit passagèrement dans les moments de compensation imparfaite ou d'asystolie momentanée, soit d'une façon définitive, alors que l'asystolie est devenue persistante et avec elle les lésions du rein, ou que l'altération rénale a survécu à la cause qui lui a donné naissance. Les trois observations d'albuminurie de cause cardiaque que je reproduis, me fournissent des exemples typiques des diverses façons d'être de l'albuminurie en pareil cas. C'est ainsi que chez la malade qui fait le sujet de l'observation XXI, l'albuminurie une fois observée fut persistante; seulement sa marche au point de vue de l'abondance de l'albumine dans les urines fut rémittente. C'est là un fait fréquent dans l'histoire des albuminuries cardiaques. Dans l'obs. XXII, l'albuminurie notée au début, disparut rapidement au moment où l'état général s'améliora et surtout quand le cœur revint à la hauteur de sa tâche : c'est là un autre trait non moins caractéristique de l'albuminurie de cause cardiaque. J'aurai à rechercher les raisons organiques de ces différences. De suite je dirai que, dans les cas dont je parle, on peut à l'autopsie trouver des lésions spéciales ou différant du moins des lésions comprises sous la dénomination de lésions Brightiques. Cé sont ces altérations qui, suivant certains auteurs (et Frerichs est du nombre) pourraient conduire aux lésions dites de Bright ou même en formeraient le premier degré; tandis que Rosenstein, Traube et autres les considerent comme les résultats d'une congestion rénale chronique entretenue par l'affection cardiaque et pensent qu'elles peuvent parfaitement ne pas aboutir à la néphrite parenchymateuse atrophique. Quoi qu'il en soit, voici comment les choses se passent en général et comment, d'après l'examen microscopique, et d'après la marche de la maladie, etc., les choses semblent s'être passées dans le cas dont je m'occupe spécialement.

Sous l'influence de l'affection mitrale le cœur n'est plus qu'une force aveugle que le jeu des valvules altérées ne peut plus mettre à profit. Il y a reflux du sang dans l'oreillette, partant accès moins facile pour le sang venant des veines pulmonaires et, finalement embarras de la circulation pulmonaire : surtout quand (comme c'était le cas ici) des lésions pulmonaires surviennent sur ces entrefaites. Pour comprendre alors comment le rein s'altère et se mine sourdement, il suffit de suivre la marche rétrograde du sang : ou du moins le sang ne pouvant plus traverser aussi librement le poumon, tend à stationner de plus en plus dans les différents viscères et cela par un mécanisme qu'il est inutile d'indiquer en détail. De là congestion passive ou secondaire du rein ; de là excès de tension et ralentissement du courant sanguin dans les veines du parenchyme renal, c'est-à-dire double condition favorable au developpement de l'albuminurie par le mécanisme indiqué déjà à propos de l'albuminurie gravidique. En faisant remarquer de plus que dans ces cas la compensation cardiaque tend à se rompre de plus en plus, le cœur allant toujours en s'épuisant peu à peu, on comprendra que le sang arrive au rein avec moins de force ou de vitesse acquise et dès lors il y a plus de tendance encore à la stagnation. Cette condition ajoutée aux précédentes suffit à M. Jaccoud pour expliquer l'albuminurie qu'on rencontre passagèrement dans le courant des affections cardiaques non encore arrivées à leur dernier degré d'évolution. Dans ce cas il tient très-peu compte de l'altération rénale, altération qui ne serait que passagère si tant est qu'elle existe. C'est par ce mécanisme qu'il conviendrait d'expliquer l'albuminurie si fugace, si peu prononcée qui fut constatée les premiers jours chez le malade de l'obs. XXII, et qui disparut dès que l'état général fut un peu amelioré et que le cœur put fonctionner un peu plus efficacement.

Sans nier l'influence des troubles de la circulation dont je viens de parler, je crois que l'altération rénale joue le plus souvent un rôle prépondérant pour peu que l'albuminurie devienne importante. Mais avant de parler de son processus, je rappellerai d'abord que l'affaiblissement du cœur n'a pas pour tous les auteurs la fâcheuse influence, au point de vue de l'albuminurie, que M. Jaccoud lui suppose. Ainsi, pour M. Gubler, le sang en arrivant dans le rein aurait bien alors moins de force de courant, et partant plus de tendance à séjourner dans cet organe, mais aussi la pression intra-vasculaire se trouverait par cela même amoindrie.

On a dit aussi que cette congestion mécanique différait de la congestion phlegmasique ou du moins de la congestion qui constitue le premier degré du mal de Bright, que le siége n'était pas le même, que les éléments figurés trouvés dans l'urine n'étaient pas de même nature dans les deux cas, etc., etc.

Quoi qu'il en soit, voici les faits tels qu'on les a constatés; voici aussi ce qui semble avoir eu lieu dans le cas présent. Sous l'influence de cet excès de sang dans le rein, les cellules du tissu conjonctif qui sert de support aux vaisseaux, entrent en prolifération, augmentent de volume et de nombre, et ces éléments jeunes s'organisant définitivement en tissu conjonctif, on a alors une néphrite interstitielle chronique ou cirrhose rénale. De plus le tissu nouveau ayant de la tendance à se retracter comme tous les tissus de son ordre, peut déterminer finalement une atrophie et un état granuleux du rein (comme c'était le cas ici : voir la relation de l'autopsie). Cet épaississement de la trame celluleuse nous explique la dureté, la résistance à l'ongle notée encore ici. Tant que le travail pathologique séjourne uniquement, comme on a eu occasion de le constater de visu, dans le tissu connectif interstitiel, les fonctions rénales peuvent encore s'accomplir pendant longtemps sans trouble apparent, d'autant plus que le processus morbide dans ces cas, en général, évolue lentement et laisse en quelque sorte au rein le temps de s'habituer à ces lésions. C'est là ce qui se voit souvent chez les vieillards où les fonctions sont de moins en moins actives. Mais ce qui se rencontre le plus souvent, c'est ce que j'ai pu constater ici même. La lésion principale portait bien sur la trame cellulaire, mais le travail morbide s'était aussi étendu aux parois des vaisseaux qui étaient épaissies et, dans de telles conditions, que les fonctions de nutrition du rein finirent par être profondément troublées. De là l'altération de l'épithélium des tubuli, sa dégénérescence granuleuse et l'albuminurie, etc.

D'après cet exposé de l'enchaînement des lésions rénales dans les cas d'affections cardiaques, on comprendra facilement qu'on puisse rencontrer tous les degrés d'altérations possibles suivant l'âge de la maladie dans chaque cas. On s'expliquera aussi comment l'albuminurie peut survenir passagèrement et à plusieurs reprises dans le courant d'une maladie du cœur. Cet organe, en effet, régissant l'état du rein, on comprend qu'une asystolie passagère entraîne avec elle des lésions rénales momentanées. Enfin un dernier point que je tiens à faire ressortir, c'est que l'on peut trouver à l'autopsie un rein fortement altéré sans que pour cela il y ait eu albuminurie. C'est qu'alors le travail morbide au lieu de débuter par l'épithélium des tubuli a commencé par la partie la plus éloignée de cet épithelium, c'est-à-dire par la trame cellulo-vasculaire pour, de là, s'étendre peu à peu aux autres éléments et arriver finalement, mais pas toujours, jusqu'aux cellules épithéliales.

A cette évolution anatomique spéciale aux albuminuries cardiaques ne correspond pas toujours un ensemble symptômatique bien défini. Pourtant d'après M. Lécorché (*loc. cit.*), « la néphrite interstitielle hyperplasique serait caractérisée cliniquement par de la polyurie, par un œdème partiel ordinairement peu considérable, par une détérioration lente de l'économie, par des hémorrhagies multiples et par une hypertrophie cardiaque presque constante. »

En résumé, au point de vue des albuminuries cardiaques, je rappellerai qu'il n'est pas rare de voir des malades atteints d'affections organiques du cœur arriver à la phase ultime de l'évolution de leur maladie cardiaque; et pourtant, malgré des hydropisies considérables, malgré des accidents pulmonaires des plus prononcés, ces malades peuvent ne présenter aucune trace d'albumine dans les urines jusqu'à leur mort. A côté de ces cas, il en est d'autres où l'albuminurie ne s'observe que passagèrement alors que le cœur semble lutter moins efficacement contre la lésion qu'il porte. On voit encore d'autres malades qui ont plusieurs crises d'hypertrophie cardiaque sans albuminurie concomitante et qui tout à coup deviennent albuminuriques à un haut degré et ne cessent plus de l'être jusqu'à la mort. Il ne m'appartient pas de donner la raison de ces bizarreries auxquelles la clinique habitue vite. Peut-être pourtant pourrait-on se rendre compte de ces albuminuries à marche intermittente ou paroxystique en les rapportant à des troubles mécaniques et passagers de la circulation, troubles qui détermineraient secondairement des altérations du rein fugaces ou permanentes. D'autre part, ces albuminuries très-abondantes dont j'ai parlé et qu'on rencontre parfois chez des sujets qui n'ont pas un cœur malade en proportion, seraient peut-être dues à une véritable maladie de Bright, ou, en tout cas, à des altérations rénales nées de toutes pièces dans le rein, s'y développant ou suivant là une évolution propre, indépendamment de toute influence cardiaque directe. En d'autres termes, tandis que dans le premier cas le cœur dominerait directement l'albuminurie, dans le deuxième, il n'agirait qu'indirectement en déterminant une perversion générale de la nutrition, une cachexie cardiaque sous l'influence de laquelle se développerait alors la maladie rénale proprement dite : à partir de ce moment les troubles cardiaques n'agiraient plus que comme causes adjuvantes.

Après cette étude analytique de quelques points de la pathologie du rein, je dois ajouter en terminant, que les diverses espèces de néphrites dont je viens de faire sommairement l'histoire, se rencontrent souvent en même temps chez le même malade. C'est cette coexistence qui a longtemps empêché la séparation et la constitution, à titre d'espèces, des diverses formes de néphrites. C'est encore pour la même cause que l'étude clinique des néphrites est si difficile. Aussi, faut-il faire une étude patiente du mode de début de la maladie, de sa marche, des éléments dont le microscope révèle la présence et la nature dans les urines, etc., pour arriver à un diagnostic précis et sûr.

RÉSUMÉ, au point de vue de l'albuminurie, de vingt-trois observations toutes personnelles et toutes, sauf une, recueillies dans le service de M. le professeur Lasègue, à l'hôpital de la Pitié.

OBSERVATION I

Albuminurie gravidique. — Scarlatine. — Autopsie

La nommée Anna Lattière, âgée de 19 ans, est entrée à la Pitié le 29 janvier 1870, au n° 8, salle Saint-Charles. — Accouchement datant de deux jours : fièvre depuis cette époque et subdelirium constant. Eruption scarlatineuse, t. XLI, p. 160. — Abondant précipité d'albumine dans l'urine. Mort le 31 janvier. Autopsie : Reins de volume normal, décortication facile et aspect lisse de la surface. A la coupe, aspect blanc opaque et reflet grisâtre au niveau de la substance corticale. Substance médullaire un peu plus colorée, mais pas d'épanchement de sang. Dans le rein gauche, congestion par places très-intense, sans que pour cela il y ait coloration prononcée de la muqueuse du bassinet. L'examen microscopique, fait par M. Cornil, montre que les cellules du foie et du rein sont granuleuses et volumineuses. De plus, beaucoup d'entre elles contiennent deux noyaux.

OBSERVATION II

Albuminurie gravidique. — Urémie (forme comateuse). — Mort

La nommée Bouladier Marie, âgée de 35 ans, entre à la Pitié, salle Saint-Charles, n° 34, le 2 avril 1870. — Accouchement datant de trois jours. Trois attaques éclamptiques pendant le travail : accouchement facile d'un enfant mort. Pendant son séjour à l'hôpital, coma absolu avec quelques convulsions partielles de temps en temps. Urine très-albumineuse et contenant des cellules épithéliales granuleuses ainsi que quelques tubes droits, homogènes et à peine granuleux. Mort le 3 avril. Opposition est faite à l'autopsie.

OBSERVATION III

Pleuro-pneumonie double. — Albuminurie. — Autopsie

Cette malade est entrée le 9 février 1870 à la Pitié, salle Saint-Charles, n° 34. — A son entrée on constate une pleuro-pneumonie double que confirme l'autopsie. L'état de la malade est très-grave. Les urines sont fortement albumineuses. Mort le jour même de l'entrée. Autopsie : Reins très-congestionnés, volume un peu augmenté. A la coupe, congestion générale des deux substances. Quand on presse latéralement le sommet des cônes de Malpighi, on fait sourdre quelques gouttes d'un liquide trouble; mais ce fait est normal.

OBSERVATION IV

Pneumonie du sommet droit. — Ictère. — Albuminurie transitoire. — Guérison

Le nommé Pimboin Jules, 42 ans, est entré à la Pitié, salle Saint-Paul, n° 26, le 4 janvier 1870. — Fluxion de poitrine à droite, il y a neuf ans. Bronchite aiguë, il y a deux ans. Trois semaines de séjour à l'hôpital Saint-Antoine. Frissons et point de côté à droite le 31 décembre 1869.

Le 5 janvier 1870, dyspnée énorme, toux fréquente. Teinte subictérique, t. XXXIX, VIII, p. 120. — Submatité en haut et à droite, souffle et bronchophonie à ce niveau, un peu plus bas râles crépitants. — Quantité notable d'albumine dans les urines, jusqu'au 11 janvier. Le malade sort le 8 février en pleine convalescence.

OBSERVATION V

Pneumonie double. — Ictère. — Albuminurie transitoire. — Autopsie

Le nommé Sarret, 55 ans, est entré à la Pitié, salle Saint-Paul, n° 9, le 12 janvier 1870. — Il est malade depuis le 7 janvier. Point de côté, frissons.

Le 12 janvier au soir, p. 104, t. XL, resp. 44.

Le 13 janvier, ictère prononcé. Dyspnée intense. Râles crépitants dans le tiers supérieur du poumon droit. Souffle dans les deux tiers inférieurs du même poumon, p. 104, t. XXXIX, IV.

L'urine renferme une petite quantité d'albumine.

Les jours suivants les urines présentent une teinte acajou très-prononcée et le précipité albumineux augmente d'abondance jusqu'à la mort, survenue le 15 janvier. Autopsie : le rein gauche est lisse à la surface, à la coupe, la substance corticale présente, elle aussi, une teinte légèrement jaunâtre. Sur le rein droit, cette coloration est encore plus marquée.

OBSERVATION VI

Pneumonie droite. — Varioloïde. — Albuminurie transitoire. Guérison

Le nommé Lancelin, 27 ans, entre à la Pitié, salle Saint-Paul, n° 1 *bis*, le 7 janvier 1870. — Il est malade depuis le 1er janvier.

Le 8 Janvier, pneumonie à tous les degrés d'evolution dans le poumon droit, p. 104, t. XL, VIII, resp. 30.

L'urine est fortement colorée et manifestement albumineuse.

Le 12 janvier il n'y a plus qu'un léger nuage albumineux dans l'urine.

Le 18 janvier l'urine est normale et reste telle, malgré une varioloïde survenue le 20 janvier, jusqu'au 1er février, époque à laquelle le malade passe dans le service des varioleux.

OBSERVATION VII

Pneumonie (lobe inf. droit). — Albuminurie passagère. — Guérison

Le nommé Tillard, 42 ans, entre à la Pitié, salle Saint-Paul, n° 50, le 11 janvier 1870. — Il est malade depuis le 3 janvier. Fréquents excès d'ivresse.

Le 12 janvier, toute la maladie semble bien localisée au lobe inférieur du poumon droit. L'urine contient une quantité d'urine très-appréciable. Elle est foncée en couleur et peu abondante. Le précipité albumineux persiste jusqu'au 16 janvier.

OBSERVATION VIII

Pneumonie (sommet droit). — Albuminurie transitoire. — Guérison

Le nommé Thibault, 27 ans, entre à la Pitié, salle Saint-Paul, n° 4, le 15 février 1870. — Il est malade depuis le 5 février. Habitudes alcooliques invétérées. Toute la partie supérieure du poumon droit est le siége d'une pneumonie au premier ou au deuxième degré, suivant les points considérés. Le poumon gauche, dans toute son étendue, présente à l'auscultation des râles de bronchite. Le malade n'a pas encore eu de vésicatoires et pourtant il y a un peu d'albumine dans les urines, p. 116, t. XXXIX, VI, resp. 40.

Le 20 février, l'albuminurie a cessé et ne se reproduit plus.

OBSERVATION IX

Pneumonie double. — Albuminurie jusqu'à la mort

Le nommé Bourgasson, 18 ans, entre à la Pitié, salle Saint-Paul, n° 19, le 12 avril 1870. — Il est malade depuis le 9 avril. Tout le poumon gauche est envahi par la maladie, p. 120, t. XXXIX, resp. 32. Les urines sont troubles, fébriles, après filtration elles donnent, le 13, 14 et 15 avril, un léger précipité albumineux.

Le 16 avril, l'urine est très-fébrile, mucus très-abondant, dépôt de sels. Précipité d'albumine beaucoup plus prononcé. Quelques cellules épithéliales granuleuses ; pas de cylindres, pas d'hématies.

Le 17 avril, précipité albumineux encore plus abondant.

Le 18 avril, pneumonie à droite, urine rare, toujours très-albumineuse.

Le 19 avril, mort. Opposition est faite à l'autopsie.

OBSERVATION X

Erysipèle de la face, survenu dans le cours d'une fièvre typhoïde. — Albuminurie passagère. — Orchite. — Guérison

Le nommé Mareschal, 26 ans, entre le 4 février 1870, à la Pitié, salle Saint-Paul, n° 28, puis 16. — Il fait remonter le début de sa maladie au 26 janvier et à son entrée on diagnostique une fièvre typhoïde bénigne. Pas d'albumine dans l'urine.

Le 6 février, le malade est transporté au n° 16 et là il se trouve à côté d'un malade atteint d'une érysipèle, p. 84, t. XXXVIII, VIII.

Le 7 février, le malade est agité : il a eu du délire la nuit, p. 84, t. XXXIX.

Le 8 février, le malade se plaint de la gorge. Déglutition difficile et douloureuse. Rougeur uniforme du pharynx. Tuméfaction du repli aryténo-épiglottique gauche constatée avec le doigt.

Le 12 février, l'amélioration est notable, la déglutition facile. Toujours pas d'albumine dans l'urine.

Le 13 février, l'érysipèle de la face commence par une plaque érythémateuse sur le nez et la joue droite.

Le 15 février, l'érysipèle a envahi toute la face et s'étend du cou à la racine des cheveux. Les urines sont très-troubles et laissent précipiter une quantité notable d'albumine.

Le 17 février, même précipité.

Le 22 février, on n'obtient qu'une légère teinte opaline par les réactifs ordinaires de l'albumine.

Le 26 février, il n'y a plus trace d'albumine dans l'urine et, malgré une orchite survenue le 1er mars, l'albumine ne reparaît pas.

OBSERVATION XI

Erysipèle de la face. — Albuminurie passagère. — Mort. — Autopsie

La nommée Devoit, 40 ans, entre à la Pitié, salle Saint-Charles, n° 16, le 11 mars 1870. — Elle est dans un coma profond, pas de renseignements à son égard. Un érysipèle occupe toute la face et une partie du cuir chevelu. Alternatives de coma et de subdelirium jusqu'au 14 mars, époque à laquelle on peut, pour la première fois, examiner les urines. Elles sont chargées de sels qui forment un dépôt abondant au fond du verre et contiennent une grande quantité d'albumine. Le dépôt, examiné au microscope, se montre formé d'un grand nombre de tubes de diverses longueurs, mais tous très-granuleux à leur surface.

Mort le 15 mars. — Autopsie, reins de consistance ferme. Rien d'insolite dans le volume ni dans l'aspect extérieur. A la coupe, la substance corticale semble pâle et un peu amincie. Pas de différence d'un côté à l'autre.

OBSERVATION XII

Fièvre typhoïde. — Albuminurie. — Mort. — Autopsie

Le nommé Resch, 21 ans, entre à la Pitié, salle Saint-Paul. Il est dans un état de délire complet et présente jusqu'à la mort les signes d'une fièvre typhoïde grave à forme ataxo-adynamique. L'urine obtenue en sondant le malade est notablement albumineuse. — Autopsie. L'intestin ouvert sur son bord mésentérique se montre littéralement criblé de follicules et de plaques de Payer très-saillantes et non encore arrivées à la période d'ulcération. — A peine vers la valvule iléo-cœcale trouve-t-on quelques follicules en voie d'ulcération..., etc... Rein gauche de volume normal : capsule transparente non adhérente, surface extérieure lisse. A la coupe, la couche corticale présente des stries alternativement jaunes et rouges ; elle est de plus assez manifestement atrophiée. Sur une des pyramides on remarque un noyau blanc, brillant à la coupe, ayant l'aspect d'un petit tubercule. Le bassinet est un peu congestionné.

Même aspect extérieur du rein droit. A la coupe, la substance corticale semble ici plus injectée que celle du rein gauche : les vaisseaux sont béants, l'épaisseur de la couche corticale est normale. — L'examen microscopique n'a pu être fait.

OBSERVATION XIII

Varioloïde hémorrhagique. — Albuminurie passagère. — Guérison

La nommée Chapuis, 25 ans, entre à la Pitié, salle Saint-Charles, nº 10, le 4 février 1870. — État de subdelirium constant. Éruption variolique au début et menaçant d'être confluente.

Agitation extrême. Hémorrhagie utérine.

La malade est sondée, son urine est haute en couleurs, un peu trouble, filtrée et traitée par les réactifs ordinaires, elle donne un précipité très-notable d'albumine.

Le 7 février. — Hémorrhagie buccale. Les élevures des bras sont d'un rouge violacé et cette coloration ne disparaît pas sous le doigt. Sur les cuisses, taches ecchymotiques d'un rouge sombre, ne disparaissant pas à la pression et rappelant l'aspect du purpura. — Pronostic très-grave.

Le 8 février. — Les boutons sont volumineux et ombiliqués, en les perçant on voit sortir par la piqûre une gouttelette d'un liquide séro-sanguin. Les épistaxis utérines continuent.

Le 9 février. — L'urine renferme beaucoup d'albumine, elle est d'une couleur un peu sombre. L'examen microscopique y dévoile la présence de globules sanguins, mais en petite quantité.

Le 11 février. — L'albumine a diminué, l'urine est toujours un peu brune, mais pas de dépôt notable.

Le 12 février. — Amélioration sensible de l'état général, beaucoup de pustules se dessèchent avant de suppurer. L'urine est moins foncée et ne présente plus par les réactifs qu'une légère teinte opaline. — On ne trouve plus de globules sanguins à l'examen microscopique.

Le 14 février. — La malade est en pleine convalescence. L'urine est absolument normale.

OBSERVATION XIV

Pneumonie. — Scarlatine. — Broncho-Pneumonie. — Albuminurie passagère. — Mort. — Autopsie

La nommée Cordier, 16 ans, entrée le 1er décembre 1869, à l'Hôtel-Dieu, salle Saint-Antoine, n° 21, service de M. le professeur Béhier.— Il y a quatre jours, frisson violent, point de côté à droite, toux, dyspnée, etc. — La veille du jour de son entrée à l'Hôtel-Dieu, la malade eut mal à la gorge et vit son corps se couvrir d'une rougeur générale.

Le 2 décembre. — On constate l'existence d'une pneumonie occupant les deux tiers inférieurs du poumon droit en même temps qu'une fièvre scarlatine non douteuse. L'urine est peu trouble, fébrile. Par le repos, elle laisse déposer un précipité rouge brique, après filtration ; par la chaleur et l'acide azotique on obtient un abondant précipité d'albumine.

Le 3 décembre. — L'urine est toujours très-sédimenteuse et complétement neutre, le précipité albumineux est un peu moins abondant.

Le 4 décembre. — Même quantité d'albumine dans l'urine qui aussi offre les mêmes caractères physiques.

Le 6 décembre. — La desquamation commence par place sur la face antérieure de l'abdomen et sur la figure. L'albumine est en plus grande quantité dans l'urine.

Le 9 décembre. — La desquamation est générale. — L'urine est trouble, très-sédimenteuse. Toujours même précipité par la chaleur et l'acide azotique.

Le 10 décembre. — L'urine ne donne plus de précipité par la chaleur; mais par l'acide nitrique on obtient un précipité assez abondant qui se redissout promptement par la chaleur. Ce précipité étendu d'une forte quantité d'eau se redissout en partie, ce qui permet de supposer qu'il est formé, pour une grande part, de nitrate d'urée. Cette hypothèse est encore confirmée par l'action dissolvante que l'alcool exerce sur lui.

Le 14 décembre. — L'état général s'améliore jusqu'au 19, et l'albuminurie, qui a disparu, ne reparait plus malgré la broncho-pneumonie survenue le 20 décembre.

Mort le 26 décembre. — Autopsie, congestion énorme de tous les viscères. Reins très-congestionnés, un peu plus volumineux qu'à l'état normal. Décortication facile. Les cellules des tubuli ont été trouvées granuleuses.

OBSERVATION XV

Néphrite albumineuse aiguë (dans le cours d'un rhumatisme articulaire aigu)

Le nommé Didot, 28 ans, entre à la Pitié, salle Saint-Paul, n° 22, le 5 mars 1870. — Il est fils et petit-fils de rhumatisants. Il y a deux ans, il a eu une première attaque de rhumatisme généralisé à toutes les jointures et qui nécessita quatre mois de séjour à la Charité. Rétablissement complet de la santé. — Il y a trois jours, douleurs dans les genoux, les pieds et le poignet gauche.

Le 6 mars. — Le cœur présente un souffle doux, au premier temps et à la base. Pas d'albumine dans les urines.

Les jours suivants, le rhumatisme se généralise à toutes les articulations, même à celles de la mâchoire. En même temps on constate les signes d'une endo-péricardite.

Le 15 mars. — Les douleurs ont disparu presque totalement.

Le 18 mars. — Le malade se trouve bien et ne se plaint que de la faiblesse.

Le 19 mars. — L'amélioration n'a pas continué. Le malade est pris d'une grande dyspnée avec toux revenant par accès et composée d'une série de petites expirations. Expectoration mousseuse. A l'auscultation on a par places des bouffées de râles crépitants sous l'oreille. Ces râles ne sont pas aussi secs et aussi éclatants que ceux de la pneumonie. — Les jours suivants ils changent de place toujours en formant une petite agglomération bien limitée. M. Lasègue trouve dans tous ces signes fournis par les organes de la respiration la preuve évidente qu'il s'agit d'un œdème aigu du poumon lié à l'albuminurie. En même temps il y a un peu de bouffissure de la face et d'œdème des membres inférieurs. Urine d'abondance normale, peu colorée, légèrement trouble au moment de l'émission et précipitant abondamment par les réactifs habituels de l'albumine.

Le 21 mars. — L'anasarque, la dyspnée et la toux ont augmenté. — L'urine est plus pâle et plus mousseuse. Précipité d'albumine plus abondant.

Le 22 mars. — Urine plus rare, sédimenteuse. Précipité albumineux moins abondant. Le dépôt abondant qui existe à la partie inférieure du verre est formé par une grande quantité de cellules granuleuses reliées entre elles par une substance intermédiaire et se présentant aussi sous la forme de petits bâtonnets Si l'on colore la préparation avec un mélange de fuschine et d'acide acétique ou d'alcool assez étendu pour que l'albumine ne soit pas coagulée, on voit apparaître sur le champ une quantité de tubes légèrement granuleux. Trois pilules de coloquinte de 0,30 cent.

Le 23 mars. — L'état général a encore empiré. — L'albumine persiste dans l'urine en quantité notable.

Le 24 mars. — La nuit a été très-mauvaise. — L'urine est peu abondante, trouble, chargée de sels. Filtrée et traitée par la chaleur, elle laisse déposer une aussi grande quantité d'albumine. L'examen microscopique y démontre toujours la présence de cellules et de cylindres granuleux en grand nombre. Pilules de datura et d'opium (à continuer).

Le 25 mars. — Même état d'anhélation ; orthopnée absolue. — L'urine est très-rare, très-peu acide et fortement albumineuse. Desquamation épithéliale toujours aussi nette.

Le 28 mars. — Le malade se trouve mieux, il a toujours des douleurs dans les articulations. — Les urines sont très-peu abondantes, mais l'albumine y est en moins grande quantité.

Le 30 mars. — Le malade est mis au traitement par la digitale.

Le 1er avril. — Un demi-litre d'urine.

Le 2 avril. — Un demi-litre d'urine.

Le 3 avril. — Un litre. — L'albuminurie a diminué. — Quelques tubes hyalins un peu granuleux et quelques cellules épithéliales.

4 avril. — Un litre et demi d'urine. — L'anasarque diminue un peu.

6 avril. — Un litre trois quarts d'urine. — Léger nuage albumineux simplement.

7 avril. — Un litre trois quarts d'urine rouge, précipitant plus abondamment par la chaleur et l'acide, mais contenant quelques globules sanguins.

10 avril. — Un litre trois quarts d'urine. — Les douleurs sont revenues dans plusieurs articulations.

12 avril. — Un litre un quart d'urine rouge, albumineuse et contenant quelques globules sanguins, ainsi que quelques tubes et cellules granuleux.

13 avril. — Un litre d'urine très-sédimenteuse. — Le malade est toujours en pleine crise rhumatismale; mais l'anasarque, la dyspnée et la toux ont beaucoup diminué. Trois pilules de coloquinte de trente cent.

A partir de ce moment, l'état du malade s'améliore rapidement. — Le 25 avril, il a très-peu d'albumine dans l'urine. — Le 5 mai, l'albuminurie a complétement cessé. — Le 31 mai, le malade part pour Vincennes dans un état de santé excellent.

OBSERVATION XVI

Néphrite albumineuse légère. — Blennorrhagie concomitante

Le nommé Brun, 26 ans, entre à la Pitié, salle Saint-Paul, n° 42, le 27 janvier 1870. — Deux attaques de rhumatisme, il y a plusieurs années. Sciatique double un peu plus tard, et à la même époque, affection du testicule, dont on ne retrouve pas de traces. Blennorrhagie de moyenne intensité et datant d'environ un mois ; pas de traitement.

Il y a cinq jours, sans cause appréciable, douleur vive dans la région rénale droite, s'exagérant par la marche, la station debout et les mouvements du tronc. Frissons pendant les deux jours qui suivirent : bouffissure de la face, remarquée par le malade, et faiblesse extrême.

28 janvier. — Pâleur et bouffissure du visage : anasarque peu pro-

noncée, sauf en arrière, à la partie déclive du tronc. Douleur lombaire persistante à droite. — Pas de fièvre. — Souffle léger au premier temps, à la base et se prolongeant dans les vaisseaux du cou. — L'écoulement blennorrhagique est blanc-jaunâtre, peu abondant, mais le méat est très-rouge et la miction douloureuse. L'urine est décolorée, un peu trouble après l'émission. — Filtrée et traitée par les réactifs ordinaires, elle laisse précipiter une petite quantité d'albumine. Bien qu'on ait eu soin de ne pas recueillir les premières gouttes d'urine rendues par le malade, l'examen microscopique décèle la présence d'une assez grande quantité de globules de pus. Pas de cylindres hyalins. Tannin et bains de vapeur.

29 janvier. — Le malade accuse quelques douleurs vagues dans les genoux et les pieds.

30 janvier. — Même précipité albumineux.

31 janvier. — Régime lacté.

1er février. — La figure a repris son expression naturelle. — La marche est plus facile. — L'écoulement est le même.

2 février. — Le malade se plaint d'éblouissements et de mal de tête, accidents auxquels il serait sujet depuis trois ou quatre mois. — Léger précipité albumineux.

4 février. Le malade est en pleine convalescence : l'urine précipite à peine par les réactifs d'albumine.

Le malade sort le 12 sans albuminurie.

L'écoulement ne s'est pas modifié.

OBSERVATION XVII

Maladie de Bright

La nommée Rameau, 45 ans, entre à la Pitié, salle Saint-Charles, le 4 juin 1870. — Santé parfaite jusqu'à 28 ans. — A cette époque, rhumatisme ayant porté sur les genoux et les poignets. — Il y a quinze ans, chagrins de toute sorte et maladie, dont la nature ne peut être déterminée, mais qui nécessita un séjour au lit de plusieurs mois. Depuis cette époque, maux de tête, palpitations, étouffements, etc. Il y a six semaines, diarrhée très-abondante, ayant cessé complètement aujourd'hui. — Enfin, il y a trois semaines, l'enflure des jambes commença.

5 juin. — L'anasarque est énorme : il y a de l'ascite en quantité notable. La malade est très faible; mais pas de dyspnée, pas de toux, pas de palpitations, pas de bruits de souffle au cœur. — L'examen des divers organes ne donne que des résultats négatifs. — Les urines sont troubles au moment de l'examen, acides, jaunâtres. Elles précipitent abondamment par les réactifs ordinaires. — Par le dosage on trouve que 20 centimètres cubes d'urine renferment 0 gr. 103 d'albumine, ce qui fait 5 grammes pour un litre.

7 juin. — Même état des urines : par l'examen microscopique, on aperçoit des cellules épithéliales granuleuses et quelques tubes un peu granuleux également. — Régime lacté.

8 juin. — Deux litres d'urine. — Même précipité.

9 juin. — L'anasarque est moindre. Deux litres et demi d'urine toujours albumineuse.

12 juin. — L'anasarque diminue sensiblement. Trois litres d'urine.

13 juin. — Trois litres d'urine albumineuse.

15 juin. — L'état de la malade s'est rapidement amélioré. Trois litres d'urine beaucoup moins albumineuse. La malade veut quitter l'hôpital le 16 juin.

OBSERVATION XVIII

Tuberculisation pulmonaire. — Diarrhée. — Albuminurie, etc.

Le nommé Boissat, 26 ans, entre à la Pitié, salle Saint-Paul, n° 7, le 8 mars 1870. — Il est maigre, faiblement constitué. A 14 ans, première attaque de rhumatisme (six semaines de maladie). A 21 ans, deuxième attaque (trois mois de maladie). — Il s'enrhume tous les hivers, il a des sueurs la nuit, etc.

On constate, d'une façon non douteuse, l'existence d'une caverne au sommet droit et des craquements humides dans la fosse sus-épineuse gauche.

Le malade entre à l'hôpital pour une diarrhée très-abondante, qu'il a depuis le mois de décembre 1869.

Pas de fièvre, pas d'œdème nulle part.— Les urines précipitent très-abondamment par la chaleur et par l'acide nitrique. — La quantité d'albumine est assez considérable pour occuper presque toute la hauteur du tube à expérience, après coagulation. — Le malade a eu hier douze selles. — Régime lacté.

12 mars. — La diarrhée a diminué. L'albumine est toujours en quantité considérable dans l'urine. Une goutte d'acide entraîne à sa suite des flocons abondants d'albumine qui se précipitent au fond du tube à expérience.

13 mars. — Le malade se plaint des yeux : la moindre fatigue lui trouble la vue, et il porte, depuis trois ans, des lunettes de presbyte, peu fortes, n° 30. — L'examen des yeux fait par M. Galezowski ne donne pas de résultats. Le fond de l'œil est injecté, mais il n'y a là rien de pathologique ; à peine constate-t-on un état un peu louche sur le trajet des vaisseaux à gauche.

Toujours des flots d'albumine dans l'urine.

L'alcool même produit un précipité abondant.

17 mars. — Le régime lacté est brusquement supprimé ; la diarrhée a disparu. — L'examen des urines fait par M. Cornil montre des tubes hyalins en petite quantité : même proportion d'albumine.

24 mars. — La diarrhée ne revient pas. — les urines sont acides, limpides, pâles. Elles ne déposent pas, et à l'examen microscopique, on trouve fort peu d'éléments figurés ou solides ; à peine constate-t-on quelques cellules granuleuses et quelques cylindres.

27 mars. — Le malade quitte l'hôpital : il a pris un peu d'embonpoint, mais les urines sont toujours albumineuses bien qu'à un degré un peu moindre.

OBSERVATION XIX

Tuberculisation pulmonaire. — Albuminurie. — Mort. — Autopsie

Le nommé Poisson, 48 ans, entre à la Pitié, salle Saint-Paul, nº 19, le 2 juin 1870. — Santé parfaite jusqu'au commencement de l'année 1870. — A partir de ce moment toux fréquente, sueurs et autres signes de tuberculisation pulmonaire.

Le 2 juin. — Cavernes faciles à constater dans les deux poumons. — Les urines sont pâles, d'abondance normale, et donnent par les réactifs un précipité notable d'albumine.

4 juin. — Dyspnée plus prononcée, état général fort grave. L'albumine existe toujours dans l'urine. — Mort le 6 juin. Autopsie. — Les reins sont d'un volume normal, un peu ramollis : la surface est lisse, la décortication facile. A la coupe la substance corticale est un peu diminuée d'épaisseur. Par la pression sur les pyramides on fait sourdre un liquide un peu louche.

OBSERVATION XX

Alcoolisme. — Albuminurie passagère

Le nommé Dumont, 42 ans, entre à la Pitié, salle Saint-Paul, nº 47, le 21 janvier 1870. — Il présente tous les phénomènes d'un alcoolique chronique. Il y a 10 jours, après un excès plus grand, il fut pris de fièvre, vomissements, tremblement général, etc.

Le 22 juin. — Les urines sont troubles, rouges. Le malade éprouve un peu de cuisson pendant la miction, mais depuis déjà fort longtemps. Il n'existe aucun écoulement uréthral. Filtrées et traitées par l'acide et la chaleur, les urines deviennent manifestement opalines ; mais le précipité est très-peu abondant.

23 juin. — Urines peu abondantes et toujours un peu albumineuses.

25 juin. — Le malade demande à sortir. Il n'a plus la moindre quantité d'albumine dans l'urine.

OBSERVATION XXI

Insuffisance et rétrécissement de l'orifice mitral. — Infarctus. — Apoplexie pulmonaire. — Albuminurie. — Mort. — Autopsie. — Présentation des pièces à la Société anatomique.

La nommée Agry, 44 ans, entre à la Pitié, salle Saint-Charles, nº 12, le 11 février 1870. — Depuis deux ans signes fonctionnels d'une affection cardiaque. — Depuis le mois de décembre 1869 enflure des jambes le soir. Il y a quatre jours crachement de sang et dyspnée énorme.

12 février. — Anasarque très-accusée. Signe d'une apoplexie pulmonaire très-étendue et d'une affection mitrale. Les urines sont

troubles, rougeâtres, rares et présentent un abondant précipité briqueté. Albumine en quantité notable.

14 février. — L'état de la malade reste le même. Toujours un peu d'albumine dans l'urine.

15 février. — Même état général et même état local. — Très-faible quantité d'albumine dans les urines.

18 février. — La malade est très-mal. L'albuminurie est plus prononcée.

22 février. — L'asphyxie fait des progrès rapides et la malade succombe le 23. — Autopsie. — Le rein présente un léger épaississement du tissu fibro-vasculaire qui sépare les tubes et qui entoure les glomérules. Là on trouve des noyaux plus nombreux et plus gros qu'à l'état normal. État granuleux par place des cellules épithéliales des tubuli. Épaississement des parois des artères rénales.

Pas d'athéromes dans l'aorte : artère pulmonaire très-athéromateuse.

OBSERVATION XXII

Insuffisance et rétrécissement de l'orifice aortique. — Insuffisance mitrale. — Anasarque. — Alcoolisme. — Albuminurie passagère.

Le nommé Vaurès, 45 ans, entre à la Pitié, salle Saint-Paul, n° 11, le 20 mai 1870. — Alcoolisme chronique. Dans les premiers jours de mars, dyspnée interne.

21 mai. — L'anasarque est prononcée, la dyspnée intense. Il y a de l'ascite et de l'hydrothorax. Signes de lésions mitrales et aortiques.

22 mai. — Urines rares, troubles, très-notablement albumineuses. 0,50 de gomme gutte.

24 mai. — L'œdème a diminué. La quantité d'albumine est moindre.

27 mai. — Même état des urines.

30 mai. — L'état général s'est sensiblement amélioré. Le cœur fonctionne plus efficacement. L'albuminurie a disparu. Le malade sort le 1er juin.

OBSERVATION XXIII

Insuffisance et rétrécissement de l'orifice aortique. — Alcoolisme. — Albuminurie

Le nommé Brière, 30 ans, entre à la pitié, salle Saint-Paul, n° 27, le 20 mai 1870. — Alcoolique chronique. Depuis trois mois seulement dyspnée, toux, œdème des membres inférieurs, palpitations, etc. Depuis le début de ces accidents, l'anasarque a paru et disparu à plusieurs reprises.

21 mai. — Œdème des membres inférieurs et du scrotum : bouffissure de la face. Double bruit de souffle à la base du cœur. Urines très-albumineuses et rares.

22 mai. — L'anasarque a beaucoup augmenté. Toujours autant d'albumine dans les urines.

23 mai. — La dyspnée est plus forte. Mêmes caractères des urines.

24 mai. — Le malade veut sortir.

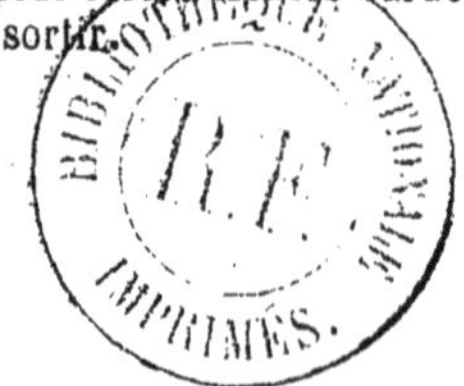

TABLE DES MATIÈRES

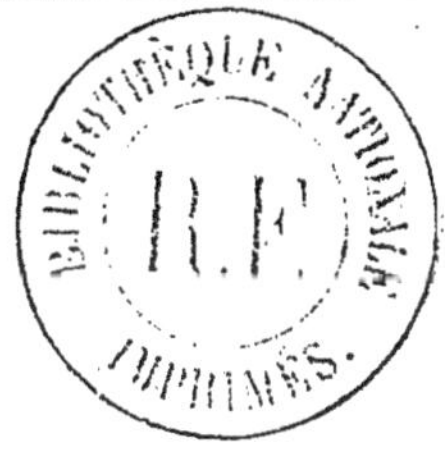

Vu, bon à imprimer :
LASÈGUE, *président*.

Permis d'imprimer :
Le vice-recteur de l'Académie de Paris,
A. MOURIER.

A. Parent, 31, rue Monsieur-le-Prince, Paris.

184

www.ingramcontent.com/pod-product-compliance
Ingram Content Group UK Ltd.
Pitfield, Milton Keynes, MK11 3LW, UK
UKHW021010220726
13924UKWH00002B/937